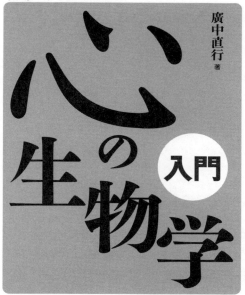

まえがき

　雨模様の梅雨の日、空には重い雲がかかっていた。その日私は軽い脳梗塞を起こしてリハビリ中の恩師を見舞いに行った。私の薬理学の師匠で、研修生だった私を正規に採用してくださり、厳しいながらも親しくいろいろなことを教えてくださった先生である。
　もう病院での治療期は終わり、これからは機能回復の訓練になるのだった。
　窓の外とは対照的に、広いリハビリセンターの中はからりと明るかった。
　廊下にはベッドや車椅子が楽に通れるだけの十分な余裕があった。
　リハビリ室はまるでジムのように見えた。高齢の方が多かったが、若い人もいて、手すりに沿って歩いたり、屈伸運動のようなことをしたり、それぞれのプログラムに従って運動に励んでいた。
　その向かいには作業療法室があり、工房のような部屋で人々が手仕事に取り組んでいた。
　理学療法士や作業療法士は笑顔で一人一人に声をかけ、リハビリや作業の進み具合を見、ときには自分の手を添えて患者を助けていた。その一方で部屋全体にも目を向け、どこか滞っているところがないか、困っている人がいないか気を配っているのだった。
　理学療法が終わって作業療法に移るところだった先生は私を見ると「やあ」というように片手をあげ、「何の用で来た？」と問われた。先生一流の辛らつなものの言い方が復活しているのだと思い、私は嬉しかった。

　医療やリハビリの現場では、患者の人生に輝きを取り戻すために多くのスタッフが献身的に働いている。それはやりがいのある、すばらしい仕事だろう。
　だが、現場で働く人々の間には不安を訴える声も多いのである。
　「いっしょうけんめいやっているのに改善が見られない。どうすればいいのかわからない」、「この人とは相性が悪いのか、私との訓練を拒否する。私の何が悪いのかわからない」、「自信が持てない。期待されるとよけいに重い」、「教えてもらった通りにやっているのだからこれでいいはずだが、自分はこれで専門家と言えるのだろうか？　何かもっと良い方法はないか？」
　私のような者のところにもこんな声が届く。
　そういうとき私は1日30分ほどで良いから、現場の忙しさから目を離して、あなたが相手をしている人間とはどんな存在なのか、ゆっくり考える機会を持ったらどうだろうと言うことにしている。

そういうことはすぐに仕事の役に立つわけではないだろう。しかし、次第にあなたの考え方を変え、仕事にのぞむ勇気のようなものを育ててくれるのではないだろうか。

　本書はそういう思いで、医療の現場で医師を支え、患者や家族と向き合うスタッフとして働く看護師、理学療法士、作業療法士、ソーシャルワーカーといった人々に向けて、人間の心理や行動を理解するためのヒントを提供しようとして書いたものである。
　長い間患者や家族とつき合うスタッフたちには、医師以上に人間についての深い洞察力が求められる。スタッフがそういう洞察力を持っていることがわかったら、その底力が認識され、現場や社会での発言力も大きくなってくるだろう。私はそれを願っている。

　本書は教科書を目指して書いたものではない。私の知っていることには限りがあるし、誤解していることもあるかも知れない。本書に書かれているのは、あくまでも私の目に映った人間の心の姿である。私もまた一介の現場作業者であり、学校の先生のように高いところから何かを教える立場ではない。あなたがたと同じように、昼間の時間は仕事にとらわれている。そういう人間が夜と休日に書いたものだと思って気楽に読んでいただきたい。
　1章から3章までは、大まかな全体像をつかむための総論である。4章から8章までは「心の働き」をいくつかの領域に分けて考えてある。
　図の出典が書いてない肖像画はだいたいWikipediaを見て描いた。
　脳の図は『新・脳の探検』（上・下）（フロイド・ブルーム著、久保田競・中村克樹［監訳］、講談社ブルーバックス、2004）の輪郭を見ながら私が自分の知識とイメージで描いた。すべて自己流のイラストなので不正確なところもあるだろうが、手作り感を楽しんでいただきたい。
　引用文献と参考文献の中には重複しているものもあるが、そのわけは、参考文献の方は一種の読書案内としても使えるようにしようと考えたからである。

目次

まえがき　iii

第1部　総論：
「心の生物学」という視点 …… 1

第1章　心を科学するとはどういうことか？ …… 3
第1節● 医療の現場と人間　…3
第2節● 心を知ることの科学　…5
第3節●「心」を読み解く科学の目　…11

第2章　心の科学と心理学 …… 17
第1節● はじめに：心理学と心理術　…17
第2節● いろいろな心理学　…18
第3節● 心理学の教えること　…27
第4節● 人間の心というシステム　…32

第3章　心の生物学の基礎 …… 43
第1節● はじめに　…43
第2節● 動物の行動と人間　…45
第3節● 身体性　…50
第4節● 神経と脳　…57

第2部　各論：
心の諸相 …… 69

第4章　世界を感じる──感覚 …… 71
第1節● はじめに　…71
第2節● 外界の情報を脳へ　…72
第3節● 個人差の理解　…87
第4節● 好き嫌いが生まれる理由：感覚と感情　…91

第5章　体を動かす・学ぶ —— 運動・学習 ……………… 103
　　　　第1節 ● はじめに　…103
　　　　第2節 ● 運動を制御する脳　…104
　　　　第3節 ● 行動の形成と維持　…114
　　　　第4節 ● 運動の学習　…129

第6章　考える —— 記憶・言語・概念 ……………………… 141
　　　　第1節 ● 考えるということ　…141
　　　　第2節 ● 記憶の不思議　…142
　　　　第3節 ● 言葉をあやつる　…162
　　　　第4節 ● 論理と推論：不合理な人間　…175

第7章　泣き笑いする心 —— 感情 …………………………… 185
　　　　第1節 ● はじめに　…185
　　　　第2節 ● 感情の構造　…186
　　　　第3節 ● 感情が生まれるとき　…194
　　　　第4節 ● 欲求　…201
　　　　第5節 ● 感情や欲求からみた人間　…211

第8章　人とつきあう —— 社会 ……………………………… 215
　　　　第1節 ● はじめに　…215
　　　　第2節 ● なわばりと順位　…216
　　　　第3節 ● 共感と排斥　…223
　　　　第4節 ● 公平と正義　…231

あとがき　243
索引　246

第1部 総論

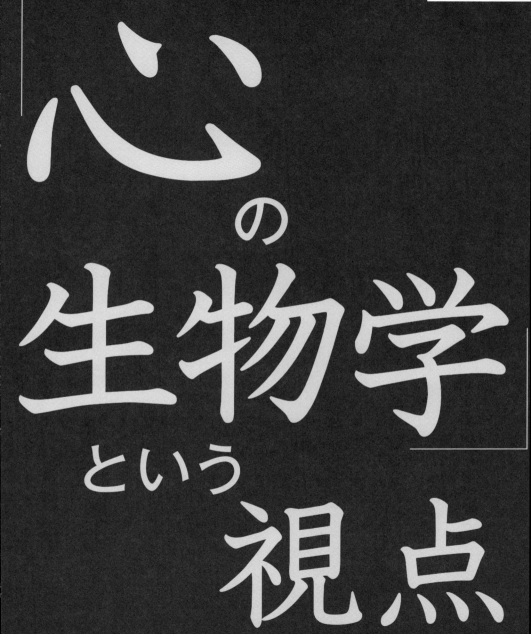

「心」の生物学という視点

第1章

心を科学するとは
どういうことか？

第1節 医療の現場と人間

医療は人づきあい

　私は中学生のときに右の肘の骨を折った。
　複雑骨折で、手術が必要になった。私は地元の個人医院に入院した。その医師は私が幼い頃から世話になってきた人であった。いまは他界されたが、「退屈だろう」と病室の私に「のらくろ」という昔のマンガ本を持ってきてくれた。
　手術は局所麻酔で行われた。いつ始まるのかなと思っていたら、「もう切ってるよ」と医師の明るい声がした。私はときどき医師と話した。骨をいじり始めてから、それは思った以上にてこずっているようだった。医師はときどき「硬いのう」と嘆息をもらした。
　「お前の骨は硬い。実に硬くなった。小さい頃は弱虫で、ちょっとしたことでもピーピー泣きよったんだがのう……」
　覆布ごしに聞こえてくる医師の声には、何だか私の成長を喜んでいるような響きがあった。
　医療やリハビリの現場は人間と人間が出会う場である。
　そこにやってくる人々は、片方の人間は痛みや悩みをかかえている。もう片方の人間はそれをケアする専門的な知識やテクニックを持っている。その知識やテクニックで痛みや悩みの解決を手助けする。その人々が出会うのが現場で

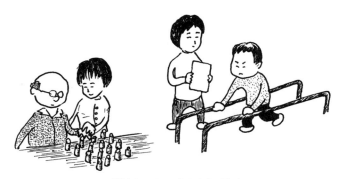

図1.1　リハビリは人づきあい

ある（図1.1）。

　そのテクニックは科学技術に基づいているが、医療は単なる技術の提供ではない。

　たとえ病気が治り、検査値が正常範囲に戻っても、それでその人の生活が良くなるわけではない。マニュアルに書いてある通りの万全の処置をしたからといって、その人が幸福になるとは限らない。

　患者や家族、つまり当事者としては、スタッフとの間に人間どうしのつきあいというか、交流のようなものが欲しい。自分と向き合っているプロフェッショナルが「やはり人間だな」と思えるときは嬉しい。

　医療というのは、おカネを受け取った側ではなく、払った側が「ありがとうございました」と言う。商売として見たらかなり特異な商売である。それに慣れて、「自分たちは人間を相手に、同じ人間としてサービスを提供している」という感覚が薄れてしまったら、現場は荒廃していくだろう。

人間のネットワーク

　現場の人間模様は、患者と専門家の間だけに限られてはいない。そこにはさまざまな人間が織りなすネットワークがある。

　痛みや悩みをかかえた患者たちは、その人たち同士でつながる。待合室で声をかけ、何となく挨拶をかわしているうちに親しくなり、気がついたら身の上相談に乗っていることもあるだろう。入院病棟では薬や「先生」の情報が飛び交う。カーテン越しに同室の患者のことが気になり、自分よりもはやく退院する人にはねたみのような気持ちを持つ。患者は自分の痛みや悩みが他の人と比べて同じなのか、違うのか、これから自分はどんな目に会うのか、知りたいこ

とを山のようにかかえている。

それに対する専門家の方にもさまざまな人間関係のネットワークがある。ウマの合わない同僚もいるだろう。些細なことで厳しく叱責する「先生」もいるだろう。何気ない言葉が誤解されることもあり、誤解が誤解を生んでチームワークが乱れることもある。もちろん、ネガティブなことばかりではない。ざっくばらんに何でも言える仲間がいたり、頼りになる先輩に支えられてグッと来たりすることも多いだろう。

私たちはいつも「あの人はなんでこんなことをするのだろう？」、「自分はどんなふうに見られているのだろうか？」、「どうしてこんなことを言われなければならないのだろう？」と疑問を感じながら生きている。現場はその疑問の「るつぼ」のようなものだ。毎日の仕事はまさに疑問や悩みの山である。

第2節　心を知ることの科学

どうして科学？

人間の心や行動のことを知り、「どうすれば良いのだろうか？」を考えるのは、なにも科学、ここで言うのは理系の学問のことだが、そういう科学だけの仕事ではない。むしろ科学の役割は小さいとさえ私は思う。

宗教、哲学、芸術など、ありとあらゆる人間の営みが心と行動の謎の前で立ち止まり、その解決を求めてきた。科学が与える答えよりは、このような人文系の学問や技芸が与えてくれる答えのほうがしっくりと響く場合は多いことだろう。

実際、小説や戯曲を読むと、私たちが「いまを生きる人間の悩み」と思っているようなことの大半は、すでに先人によって十分に考察されていることがわかる。

たとえば、『源氏物語』と言えば日本が世界に誇る古典文学の金字塔だが、その最初の巻「桐壺」は、ほんの少し読んだだけで全くうんざりするような「いじめ」の話から始まる（図1.2）。天皇の寵愛を得た桐壺の更衣をねたんで、同僚が廊下に鍵をかけたり、汚物をまいたりするのである。桐壺の更衣はそれで体調を崩し、ついには死んでしまう。千年も前から人間は同じような悩みをかかえていたのだなあと思う。

あるいは、フランスの作家ジュール・ルナールの『にんじん』は、いまの目

第1部　総論　「心の生物学」という視点

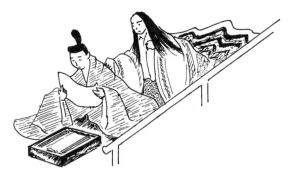

図1.2　華やかな王朝絵巻も……

で読めば児童虐待の物語である。自殺しようかどうか迷っている人は、カウンセラーに話を聞いてもらう前に、田宮虎彦の『足摺岬』を読んでみたらよい。こんな例はほかにもたくさんある。

　科学ではないものの考え方が知恵や勇気を与えてくれることは多い。

　しかし、こういうものから学ぶときには、その世界に自分の気持ちをフィットさせなければならない。積極的にあちらの世界に飛び込んでいく気構えが必要である。その気にならないときには、いかにすぐれた作品や教訓に触れてもいっこうに感動がない。

　生命が操作できる今日、思想家たちが人間や文明について考えていることも大事だろう。そう思って読んではみるのだが、こちらの現場に食い込んでくるようなことを言う人はほとんどいない。

　いわゆるポストモダンの時代以後、思想書というものにもべらべらしたおしゃべりが増えた。さっとななめ読みすると面白いが、じっくり読むとつまらない。小熊英二あたりをわずかな例外とすれば、現代日本の思想家の多くは忙しい私らにかわって欧米の本を読んでくれる「読書代行屋」に過ぎない。それにも存在価値はあるのだろうが、かつての戸坂潤や三木清のように、自分の人生と生命を賭けて「考えること」をきわめようとする人はいないのだろう。

　まあ、世にはいわゆる「思想ファン」という人々がいて、常に新しいおしゃべりを求めている。気の利いた言葉の遊びはその人々の間ではもてはやされるだろう。だが、その人々の言うことは私らの現場には届かない。臓器移植、脳死、細胞医療、治験の倫理、終末期医療と自由意思……こういった問題にはちらっと「人文系」の御意見をうかがったこともあるが、結局のところ、その人々のコメントが現場を動かすことはなかった。

　そこへいくと科学は、こちらの気構えがどうであろうと、事実と論理を積み

重ねて、こちらにぐいぐい迫ってくる。それは「気分が乗らないから何も感じることができない」、といったような甘い話ではない。この「誰に対しても説得力を持つ」ことが、科学のすぐれたところである。

また、科学は権威に頼らない。偉い人が言ったからという理屈は通らない。たとえ中学生が発見したことでも、正しい手順が踏んであればみんなが納得する。そのときにはノーベル賞をとった大学者でも、「恐れ入りました」と言うほかない。逆に言うと、偉い人の一言がはびこっているようでは、その分野は科学になっていない。

現代の医療が、生理学、生化学、病理学といった科学に軸足を置いている理由は、この説得力の強さが「多くの人を助ける」目的にかなっているからにほかならない。

心の科学は可能なのか？

それでは、人間の「心」が科学で読み解けるものだろうか？
普通はそうは思われていないと思う。
心が相手では、重力波を観測したとか、土中の微生物から薬の成分を抽出したというようなわけには行かない。
まず、「心」を調べようと思っている側にも「心」がある。鏡が鏡を映しているようなものだ。私たちは自分自身に生々しく存在しているものについて、あたかもプレパラートをのぞくように、冷静で客観的な目を保てるものだろうか？

これはまことにもっともな議論だ。私たちのものの見方はいまの私たちの生き方に決められている。しかし、事実がきちんと記されていれば、それは材料として残る。事実は、たとえ正反対の考えをする人の間でも共有できるのである。

第2に、科学の目でとらえられる「心」は表面的で浅薄だという疑問というか批判がある。データとして目に見えることだけを相手にしていてはダメなのではないか？　データを集めようとする前に、まず「人間とは何か」を哲学的に議論することが必要なのではないだろうか？

こういう声は人文系のおよそあらゆる「先生方」から聞くものだ。これもまたもっともな議論である。心理学と称して、お手軽なアンケート調査にへたくそな統計学をまぶした研究のつまらなさと言ったらない。しかし、研究を進めるために哲学の先導が必要だとは私は思わない。心理学には「当面」、「仮に」設定した疑問がある。まずはそこから始めて良いのではないだろうか。

第3に、科学の目は「つめたい」。人情の機微を忘れて数値で人の心を表す。自分の複雑な気持ちが科学で読み解かれてたまるものか。

　こういう気持ちは私自身にもある。だが、その「つめたい」とこころが良いのだ。つめたいのではなく冷静なのである。これは自分自身が苦しいときにはある種の救いになる。

　「心は科学でわかるのか？」といった問いには、「わかる部分もあります」と答えておこう。その「わかる部分」にこそ医療やリハビリとの深い関係がある。

現場の「知」

　現場には経験の積み重ねで作られてきた「知」がある。

　私もまた現場で30年以上仕事をしてきた。もっとも、私のかかわった現場はリハビリや医療の現場ではなく、創薬にかかわる動物実験という、珍しい裏方である。動物実験にはいろいろ批判もあると思うが、いまは本題ではないのでこの問題に詳しくは踏み込まない。私たちは人間を対象とした研究以上に倫理に気を配っているとだけ言っておきたい。

　それはさておき、その経験のおかげで私は実験用のネズミ（ラット）を抱くのがずいぶんうまくなった。30年かかって身につけたスキルが結局これだけかと思うと情けないが、こんなことでもある種の「知」や「技」になる。

　私の仕事はどこかで医療とつながっている。その誇りのようなものが毎日の仕事を支えている。

　あなたがたの働いている現場は私の現場とはずいぶん違うはずだが、仕事が流れている組織という点では似たような事情があるのではないだろうか。

　現場にはまず、時間が足らない。それから、やるべきことが多い。一日が24時間では終わらないのだ。

　それも「日程」としてあらかじめスケジュールに入っているのとは別の仕事、たとえば書類の書式を整えたり、あちこちの了解を取ってまわったりという、こまごました面倒なことが多い。こういうのが「本業」を邪魔すると本当にいらだつ。

　それに、何となく仕事を頼みにくい人がいる。「あの人を落とすには特別な工夫がいる」という人がどの現場にも存在しているものである。仕事を先へ進めるためには、まずその人を陥落しなければならず、刻々と時限は迫る、これでと思って話を持っていくと、まだいろいろと細かいことを言われる、ますます時間が経つ、今度はいままで言われてなかったことまで言われる……スリルとストレスには事欠かない。

第1章　心を科学するとはどういうことか？

にもかかわらず、現場の感覚はとても重要である。現場を離れた人の言うことは空論であり、まじめに聞く意味がない。私もまた、現場にかかわっているからいろいろなことが考えられる。現場は人間の考えを育てる足場である。

しかし、「現場の知」だけでものごとが片付くかというと、そうではない。

現場重視の思考は型にはまったものになりがちである。定型業務をすばやくこなすには良いが、柔軟な対応ができない。

これまでの前例にしか頼るものがないと、自分の仕事を別の角度から眺めるのが苦手になる。たとえば、Aという検査をして、その結果によってBという検査をして、またその結果によってCという検査をするとき、この順番なら頭の中にしっかり話が入っている。しかし、いきなり「Cのポイントは？」と聞かれるとまごつく。

新しいことを試みるときや、これまでにない突発事態が起こったとき、現場の環境が変わったときなどには、経験の積み重ねだけでは役に立たない。

こういうときには、えてしてベテランほどパニックに陥るものだ。それはそうだろう。ベテランとして新人の上に君臨してきたのに、新人と同じ地平に立ってしまうのだから。そのとき、人はイライラしたり、落ち込んだり、問題を隠したりする。後輩に急に厳しくなったり、突然説教を始めたりするときは、たいていそれをやる方が自信を失っている。

だが、それでは問題は解決しない。では、どうすれば良いのだろう？

そのときに必要なのが「科学の目」である。

科学の目とは？

さっきから盛んに「科学」、「科学」と言ってきたが、それは何だろうか？

私はここでややこしい科学哲学の議論をしようとは思わない。基本だけをおさえておきたい。科学の目といっても基本はそれほど難しくはない。

たとえば、パソコンがうまく動かなくなったとしよう。イラッとくるのは人情だが、本体を叩いても直らない。一晩寝ても直らない（図1.3）。そこでいろいろ考える。

接続している機器のせいかも知れない。そう思ったら、ひとつひとつ接続を抜いて、どれを抜いたときに正常に動くのかを試すだろう。あるいは、何かのソフトが悪さをしているのかも知れない。そういうときには、ひとつひとつアンインストールして調べるだろう。手間がかかるようでも、手順を追って調べるのが最も良い。つまり、「系統的に調べる」ということだ。

実はこれは、基本的には科学の研究と同じことをやっているのである。

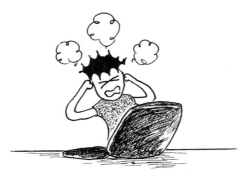

図1.3　イライラしても始まらない

「この周辺機器のせいか？　ソフトのせいか？」と思うのは、「仮説を立てた」ということである。

「これを抜いてみよう」と思うのは、その仮説を検証してみたということである。

仮説は正しいか、正しくないかのどちらかである。正しかったら検証はそこで終わり、問題は解決する。正しくなかったら仮説を修正して、もう一度検証する。

もっとも、今日のプロの研究者はこんな牧歌的な世界に住んではいない。

私は30数年のキャリアのうち15年ほどを、大学や公的な研究機関、いわゆる「アカデミア」と呼ばれるところで過ごしたが、その厳しさは並大抵のものではなかった。

いつも追い立てられている。「なぜうまく行かない？」、「このままでは次の業績審査までに一本の論文も書けない」と思うと夜中でも寝つかれず、朝までじりじりと悩む。気分転換に旅行にでも行くか思っても目の前に数値やグラフがちらつき、現場から離れるぶんだけかえってイライラする。どんな研究者でも年間3報から6報の論文発表は最低ラインとして必要である。成果を挙げるためには予算が必要だ。成果を挙げて、予算を取る、予算を取って、成果を挙げる。この繰り返しである。

いまは科学の世界にもSNSのようなものがある。いちおう私も登録してみたが、「ナオユキ、オマエの論文がここに引用されたぞ」、「ナオユキ、オマエのライバルはこんな論文を出したぞ」、とまあ、1日に何回もメールが来る。

こんな世界にもまれていると、これはこれでまたある種のゆがみができてしまう。

ときどき世間を騒がせる「捏造問題」もそれである。捏造に同情する余地は

全くないが、「ここで成果を出さないと消されてしまう」という焦りが捏造を生む。

　また、成果の挙げやすい研究がふくれあがり、現場にとって本当に必要な研究が進まない。たとえば神経薬理学の場合、臨床現場でよく処方される薬の組み合わせに関する基礎研究は非常に少ない。肝臓の代謝酵素を取り合うかどうかという点を除いて、脳や行動にどんな影響があるかはほとんど検討されていない。それでは現場の処方はいつまでも「経験の知」に基づく「アート」のままではないかと思うのだが、そういう研究には予算がつかない。さっきから予算、予算とカネのことばかり言うが、本当に研究にはカネがかかるのである。私が自分の小さなラボを立ち上げたとき、ラットを40匹ばかり収容する施設を作ったが、ここにラットを飼っておくだけで何の研究もしなくても、年間300万かかると言われた。動物に快適な環境を提供しようと思うと、それぐらい必要なのである。

　だから私は科学の目が必要と言っても、それはとても基本的な意味で言っているのであり、科学研究の「プロの目」が必要とは思ってない。

第3節　「心」を読み解く科学の目

事実

　「科学の目」はたいへん誤解されている。

　とくに医薬品や食品といった化学物質の世界で仕事をしていると強くそう思う。こうしたものがマスコミや口コミ（ネットも含めて）に取り上げられるときには、「科学的に安全性が確かめられた」とか「科学的に効果が確かめられた」という話が飛び交う。つまり科学というのは何かを断定できるものだと思われているらしいのだ。

　だが、これほど科学とかけ離れた幻想はない。科学は「断定」からは最も遠いところにいる。それをこれから説明しよう。

　「科学の目」には3つの「キモ」がある。

　まず第1は「事実を語る」ことである。「事実」とはすなわち目に見えることだ。誰の目にも同じ事実が見えているから、議論が説得力を持つ。

　ところが私たちは、人間の心や行動のこととなると、ついつい余計な言葉を付け加えたくなる。

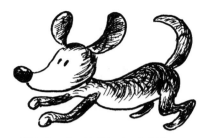

図1.4　イヌが喜んでいるとは……

　「この患者さんは食欲がなく、夕食をほとんど残された」というような言い方は普通にする。しかし、立ち止まって少し考えてみよう。この言い方はおかしいのだ。この話を教えてくれたのは老年心理学の研究で知られる大阪大学の佐藤眞一先生である。
　ここでの事実は夕食をほとんど食べなかったことだけである。「食欲がない」というのは、言ってみれば、想像である。想像を付け加えるのは間違いのもとだ。したがって佐藤先生は、「食欲がない」と書いてある日誌には「×」をつける。何をどれだけ食べたかを具体的に書くように指導しているという。
　「イヌが尻尾を振っています」は事実として問題ない（図1.4）。しかし、「イヌが喜んで尻尾を振っています」は間違いである。
　「ひとこと余計に言う」クセをやめ、事実だけを言うように心がけよう。
　それが大事な理由は2つある。第1は「他の可能性がある」ということだ。患者が夕食を食べなかったのは、嫌いなものだったからかも知れない。食べにくかったからかも知れない。間食をしたからかも知れない。想像の言葉はこういう「他の可能性」を考える力を奪ってしまう。
　第2は「他者と共有できない」ということだ。イヌが喜んでいるとどうしてわかるのか？　それをどうやって確かめるか？　確かめていないこと、あるいは、確かめる手段がないことを語ってはいけない。

方法

　事実と並んでもうひとつ大事なことがある。
　それは、「どうやって調べたのか？」ということ、つまり方法である。方法とセットになっていない事実は存在しない。
　何か言われるたびに「どうやって調べたのですか？」と聞いてみよう。もっとも、本当にしつこく聞くと嫌われるから、あなたの気持ちの中だけにとどめ

ておいた方が良い場合もあるだろうが……。
　たとえば、「この頃の若者はコミュニケーション能力が低い」と言われたとする。
　こういうのは突っ込みどころ満載の話である。
　「この頃」とはいつからか？
　「若者」とは何歳の人か？
　「コミュニケーション能力」をどうやって測ったのか？
　「低い」とは何に比べて低いのか？　そもそも「高い」、「低い」、「美しい」、「みにくい」といった形容詞は、あることと別のことを比較するときに使う言葉である。たとえば、あなたがたは日常的に患者に「今日は調子が良いようですね」と言っているかも知れないが、その「良い」は必ず何かと比べているのだ。昨日と比べてか？　他の人と比べてか？　それはわからないが、とにかく比べている。何と比べているのかを意識してみよう。
　こういう突っ込みを、いつも考えよう。
　本当に組織的に何か調べようとすると、私たちは「公平」のセンスを磨くことができる。2つのリハビリ法があるとして、何人かの患者を対象にしてどちらが良いかを調べるとする。そのとき、最初から重症度が違っていたら比較にならないだろう。年齢も性別もそろえておきたい。季節変動があるかも知れないから実施時期もそろえたい。施術者の技能もそろえたい。公平に調べなければ意味のある結論は出ない。「実験計画」というのは公平性の担保である。
　さて、自分で言っておいてまことに申し訳ないが、これからの話では、ひとつひとつの話題について細かい方法を紹介する余裕がないかも知れない。できるだけ方法を説明するように心がけたが、ときには省略した。私の話にも「方法は？」と突っ込みを入れながら読んでいただけたらよい。

論理

　科学の第3のポイントは、しっかりと積み上げられた議論である。
　ここでは「議論のぐるぐる回り」（循環論法）を避けることに気をつけよう。たとえば、こんなことだ。
　「どうしてこの患者さんの食欲がないとわかったのですか？」
　「夕食をほとんど残されたからです」
　「どうして夕食をほとんど残されたのですか？」
　「食欲がなかったからです」
　これが典型的な「ぐるぐる回り」だ（図1.5）。

第1部　総論　「心の生物学」という視点

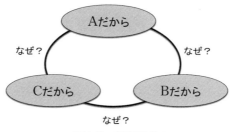

図1.5　循環論法

　人間の「心」に関する議論の中では、性格の話にこの「ぐるぐる回り」が多い。
「あなたは初めて会った人とすぐに仲良くできますか？」
「はい」
「あなたは外向的です」
「どうしてですか？」
「初めて出会った人とすぐに仲良くできるからです」
「どうして私が初めて出会った人とすぐに仲良くできるのでしょうか？」
「あなたが外向的だからです」
　これでは何の議論にもなっていない。
　こういうときは「外向的」というのをひとつの仮説として、別の事実でその仮説を検証する方向に話を進めれば、少しはマシになる。
　議論が同じところを回っていると感じたら、何とかそこから抜け出す努力をしよう。
　科学的にきちんとした論理の要点は、「結論に向かって真一文字に進む」ことだ。
　少しの事実からたくさんのことを考えるのではなく、たくさんの事実から少しのことを考える。
　あなたはカンファレンスのときに想像を言い過ぎていないか？
　何気ない補強のつもりで、調べてないことを付け足していないか？
　結局は同じことを言葉を換えて言い直していないか？
　時々立ち止まって考えてみると良いだろう。
　これらの3つが私が思う「科学のキモ」である。科学には「言葉のあや」とか「もののはずみでついつい」とかいうことはない。それは一にも二にも「慎重に」という態度に尽きる。断定からほど遠いと言った意味はそこにある。

第1章　心を科学するとはどういうことか？

参考文献
・アラン・ソーカル，ジャン・ブリクモン（田崎晴明・大野克嗣・堀茂樹・訳）：知の欺瞞―ポストモダン思想における科学の濫用．岩波現代文庫，2012．
・ジャン・ピアジェ（岸田秀・訳）：哲学の知恵と幻想．みすず書房，2002．
・クロード・ベルナール（三浦岱栄・訳）：実験医学序説．岩波文庫，1970．
・渡辺恒夫・石川幹人：入門・マインドサイエンスの思想―心の科学をめぐる現代哲学の論争．新曜社，2004．
・森岡周：リハビリテーションのための認知神経科学入門．協同医書出版社，2006．

第2章

心の科学と心理学

第1節 はじめに：心理学と心理術

　私には学生の頃、親しい友人がいて、ほぼ毎週、週末には泊まりがけで彼の家に遊びに行った。彼には妹がいたのだが、私が行くとその妹はいつもどこかへ隠れてしまうのだった。
　「オレのことが嫌いなのか？」と聞くと、「そうじゃないんだ」と言う。「それじゃ何なんだ？」と聞くと、「おまえが心理学をやってるから、自分の心が読まれてしまうんじゃないかと思っておそろしいと言うんだよ」と言うのであった。
　「そんなことはないよ」と私は否定したが、その後も彼の妹は出てきてはくれなかった。
　心理学というと何かこう、「心を読む術」、「心を操る術」と思われたりするものである。私が教員だったとき、はじめて心理学の講義を聴く人々に向かっては、必ず「皆さんの思っている心理学と、これからお話する心理学とは違う」ということを言わなければならなかった。
　まあ、このように「ポップな」心理学と「アカデミックな」心理学が違うということは、少し大きな本屋さんの「心理」のコーナーに行けばわかる。面白そうな本が「ポップ」で、つまらなさそうな本が「アカデミック」である。ポップな方は私たちの願望に訴えかける。書名をちらちらと見ると、「10秒で相手を見抜く」、「他人を支配する」、「97％の人を上手に操る」、「他人が必ずあなたに従う」、「一瞬で『できるオトコ』と思わせる」、「思い通りにならない相手を動かす」……まだまだいくらでもある。

私もかつてはそのような能力が欲しいと思ったことがあった。それは中学生の頃、心身が急速に変化して行き、トモダチが何を考えているのかわからなくなった頃だ。昨日までの調子、つまり子供だったときの調子で話しかけると、向こうはぶすっと黙っている。好意のつもりでやったことが誤解される。相手が放った何気ない一言がいつまでも自分を刺す。これは本当に辛かった。心理術を身につけたかった。

　だが、いくつもの心理術を覚えることなどできないし、それを実践しても、せいぜい相手の対応が一過性に変わるぐらいで、本質は解決してないのだ。たとえオイラのことを「できるオトコ」と思わせても、本当に「できる男」でなかったら、三日もたたずに化けの皮ははがれるのだ。心理術なんかに頼らずに、まともにぶち当たったらよかろう。

　そう思ったときに、「心理術」への幼稚な期待は消えた。

第2節　いろいろな心理学

人間学的な心理学

　私がきちんとした心理学にはじめて関心を持ったのは高校生の頃である。思春期のまっただ中にいた自分にとって、「人間の心」は大きな謎だった。

　そんなときに高校の図書館で借りた本が、エドゥアルト・シュプランガーの『青年の心理』であった。シュプランガーは20世紀前半に活躍したドイツの心理学者・教育学者である（図2.1）。人間がいろいろな活動のどの側面に価値を置くかによって、人間の性格を「権力型」、「審美型」、「経済型」などの6つの類型に分けた。

図2.1　シュプランガー

　この本の冒頭にある「人間の一生の中で、青年期のように強く了解されたいと要求している時期はない」、それなのに「すでに青年自身がその周囲の人々の前では注意深く自分の心の奥底を隠している」（土井武治・訳、五月書房、1973）という一節はいまでもよく覚えている。私自身もそのような存在だと思った。

　この本に書いてあることや人間の6類型には、いまから思えば実証的な根拠はない。「ひとつの考え」ではあるが、多くの人を説得する力には欠ける。時代の限界のようなものもあり、古めかしいところがある。しかし、「わかる人には

わかる」世界がここまで展開されているのは見事である。こういう本には論文の斜め読みからは得られない手応えが感じられる。私は本書で実験的な生物学に基づいた「こころ」の姿を描こうとするが、哲学的・文学的・思弁的な心理学はおおいに尊敬している。そこにはいくつかの流れがあった。

まず、精神医学の一部と結びついた流れがある。この流れにはカール・ヤスパースのような巨匠もいるが、多くはジークムント・フロイトの精神分析から分かれた流派である。

フロイトその人は科学的なマインドを持った医師であった（図2.2）。その無意識論や幼児性欲を根底にした精神発達論は、いずれは脳科学で実証されるべき仮説として唱えられたと言ってよい。いま「神経精神分析学」という領域がその実証に乗り出している。医師としてのフロイトの臨床実践はほぼ失敗したが、その理論は20世紀の思想や芸術に大きな影響を与えた。

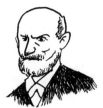

図2.2　フロイト

その後継者には、独特の象徴論をとなえたカール・グスタフ・ユング、精神分析を社会学的に読み解いたエーリッヒ・フロム、文化人類学に近づいたハリー・サリヴァンらがいる。フロムの『愛について』は私の愛読書だった。その流れはミシェル・フーコーやジャック・ラカンといった「現代思想の源流のスター」にまで続く。

第2に、ニーチェやキルケゴールに始まる「人間の存在への疑い」を拠り所にした人々がいる。この流れはフッサールの現象学と結びついて、ハイデガーの哲学にまでつながっている。心理学に影響を与えた人々には、「現存在分析」を始めたルードヴッヒ・ビンスワンガーや、現象学から心理学に切り込んだモーリス・メルロ＝ポンティなどがいる。『夜と霧』を書いたヴィクトール・フランクルもこの流れに加えて良いだろう。この流れの到達点がジャン＝ポール・サルトルであったと思う。

第3に、自然科学に範をとり、実験科学を目指そうとする心理学に反旗をひるがえした人々がいる。この流れは実験科学の勢いが強かったアメリカで生まれ、一時はかなりの力があった。代表的な人々には、キリスト教の告解にヒントを得て独特のカウンセリングを始めたカール・ロジャースや、人間の行動の動機を「神的なレベル」に至る階梯と見なしたアブラハム・マズローなどがいる。

大学の教養課程に入ったときには、友人の間でこうした書物を読むのがはやっていた。私も流行に乗り遅れないように読んだし、あれこれ議論するのも楽しかった。私が入学した大学は不思議なところで、教養課程の間はその後に

何を専攻するのかを決めなくて良かったのである。私はコンピュータプログラムから音楽の和声法まで、手当たり次第にいろいろなことをやった。銀杏並木で友人とかわすとりとめもない雑談がいつしか哲学の話になり、文学の話になり、心理学や政治の話にもなった。

　余談だが、いまの大学教育にはこのような「遊び」の余裕がない。最終年度がほぼ就職活動に費やされ、入学したときから「キャリア」、「キャリア」とせきたてられる。こんな学生生活は薄っぺらで、つまらないと私は思う。

臨床心理学

　教養課程にいたときには心理学のことはほぼ忘れていたが、ようやく思春期から脱し始めた私には政治的な関心が芽生えた。

　ちょうどその頃、心理学の世界では専門性をめぐる議論が起きていた。これは1970年代の精神医学を吹き抜けた造反の嵐の余波である。精神科医療には「社会から患者を守る」ことのほかに、「患者から社会を守る」という側面があった。「精神病者」が事件を起こしたりすると、この側面は強くなるのだった。しかしそれが行き過ぎると、治安維持のために医学が利用されるという懸念があった。ことに医学は権威を持っているので、為政者がその気になれば医学が利用される。こういう動きに対抗する反対運動が起こり、心理学にも波及したのである。

　たとえば、職場に適応できない人がいたとする。もしかしたら職場の方に問題があるのかも知れない。しかし、心理学者は職場の構造を改革しようとはしない。あくまでも「あなたの心」をケアする。この資本主義の社会で労働力にならない人は「まともでない人」である。「心の専門家」は、心が傷ついた人に寄り添うようなやさしい顔をしているが、本当のところ誰の利益のために働いているのだろうか？　当時、心理学の中からこういうことを考えようという動きがあり、私はそれにおおいに共鳴したのだった。

　ところが、この動きに危機感を持ったのが、心理職を専門家として確立させようとしている人々であった。この人々は自己反省みたいな議論が専門家の職権を脅かすことを怖れ、ともかく専門家としての権能を確立することを目指した。やがてその勢力が力を増し、1988年に「臨床心理士」という資格が生まれたことはよく知られている。

　精神医学の造反の嵐はやがておさまった。精神疾患の生物学的な基礎が明らかにされてきたからであった。実際に脳に変化があることがわかってみると、どういう立場に立つ人でもそれを直視しないわけには行かなかった。心理学の

方でも反体制の動きは下火になっていったが、これはその人々に「いつまでも反体制では食えない」という悲鳴が上がったからであった。

時代はくだり、私が大学で心理学の教員をしていた頃、少子化で子供集めの難しくなった大学には法科大学院と臨床心理士の育成が大きな目玉になった。この2つは、サラリーマン向けの経済誌では重要な「大学評価ポイント」に数えられていたものである。

「臨床心理士」はブームを作り出すことに成功し、「認定協会」という公認機関による大学院教育の手入れには台風のようなすさまじい力があった。入学試験から教員人事、施設、カリキュラム、修士論文まですべてにわたって「臨床心理」が独立することが要求された。「認定協会」が大学院を査察した結果は、心理学の教員たちにではなく、もっと上層部に伝えられる。「要求を満たさなければ認定を取り消す」と言われるので、学生が欲しい日本の多くの大学は手もなく協会の言い分を呑んだ。もちろん、質の高い教育を確保することに異論はない。むしろ心理学の他の領域の研究の発信力や人材育成力、政治力が足りないことが問題であった。

この台風の後、大学の心理学は「臨床」と「そうでないもの」に分かれた。「臨床」の方は自分たちを秘密のベールで包んでしまったので、その中で何が行われているのかは知りようもない。日本で「臨床心理学」と言えば、狭義にはその中で専門家によって行われていることを指す。学生の多くは「臨床」を望んでいるので、「臨床でないもの」の教育はやりにくい。科学的な人間観を話すと、それはいつか教員が否定してくれるもの、「こんなことでは人間の心はわからないのです」と言ってくれるものと期待している。そんなわけで、日本の大学では、科学的な心理学はメインディッシュが出てくるまでの前菜である。科学の姿はしていても、私が学生だった頃の、荒々しい原生林のような力はない。おだやかに刈り込まれた里山のようだ。日本の心理学は「やさしい」学問になった。

この臨床心理学というものは、もとをたどれば19世紀から20世紀に変わる頃のアメリカでライトナー・ウィトマーという心理学者が「心理クリニック」を開設したのが始まりである（図2.3）[1]。このクリニックはいまで言えば教育支援のようなことをした。ウィトマーはドイツで実験心理学を学んだ人で、「心理クリニック」は実験的な科学の精神で運営されていた。このクリニックにやって

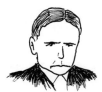

図2.3　ウィトマー

きた子供たちは、まず身体機能の徹底的な検査をされた。見え方や聞こえ方に問題があったら学校の勉強が頭に入らないのは当たり前で、それは「心の問

題」ではないからである。

　20世紀のアメリカでは「役に立つ心理学」が求められた。知能検査や適性検査のような心理テストは、第一次世界大戦に新兵をリクルートするため、機械化された大工場で働く人を選別するために発展した。大量生産時代の産業現場はマルクスのいう「人間疎外」に直面し、心を病む人も増えた。そのために「心の支援」も発達した。アメリカで流行したのはまず精神分析で、これは経済的にも時間的にも余裕のある富裕層に愛された。それから、人間の「成長力」を引きだすという触れ込みのロジャースのカウンセリングが流行した。アメリカではいまでも「ポジティブな考え方をする心理学」、「逆境に負けない強い心（レジリエンス）」を鍛える心理学が流行している。

　いまの日本では、ひところのブームは去ったものの、心理臨床にたずさわる人の数は多い。「臨床心理士」の台風の余波として、臨床発達心理士、学校心理士、応用心理士、認定カウンセラー、医療心理士、福祉心理士など、細かくて何が何やらわからない資格が50近くできた。これだけでも大変だが、さらに「公認心理師」という国家資格ができる。このごろではそのために「心理学検定」という試験も作られた。資格を餌にして勉学意欲をたたき出すのは情けない話である。知識を求めるのは生きる知恵を得るためで、そのための意欲には限りがないはずなのに、学生たちは「試験に関係ないこと」は勉強しなくなる。「人間を理解する」とか「悩んでいる人の役に立つ」とかいう高尚な話はまやかしになってしまった。私の目でみたら、ここのところ10年ほどの「資格をめぐる狂騒曲」は、患者をおっぽり出した「専門家」たちのなわばり争いである。世界の心理学史上これほど醜い騒動は珍しかろう。

　学派や専門領域が違っても、心理臨床の専門家が身につけるべき「臨床力」とでも呼ぶべき資質には共通性がある。それは相手の話を傾聴する姿勢、共感はするが同調しない態度、繊細な感受性と豊かな想像力、自分の経験を総動員して相手とペースを合わせることなどである。実を言うとこの5つは占い師に必要とされる資質である（日経新聞、2015年6月26日）。占いの方が心理臨床に学んだのかも知れないが、どちらも似たようなものだろう。

認知の心理学

　話を私の学生時代に戻すと、教養課程から専門課程に進学する頃には、高校生のときに感じたような「心」に対する関心も薄れ、政治的な熱意も去り、けだるい怠け心のようなものしか残っていなかった。最初のオリエンテーションで「この学科では臨床心理はやらない。実験心理だけをやる」と宣言された

第2章　心の科学と心理学

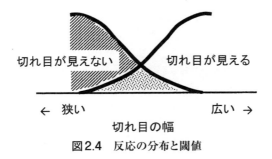

図2.4　反応の分布と閾値

が、それでも私は「卒業する頃には催眠術ぐらいは習っているだろう」と思ったくらいだから、のん気な話だった。

ところが、こういう怠け心に冷や水をかけたのが「心理学の測定法」という科目であった。数式が並んだ難しいテキストを渡され、何の話なのかわけのわからない授業が始まった。「心」などはどこにも出て来ず、私はびっくりした。

測定法で教えられたことは、かいつまんで言えばこうである。たとえばランドルト環を使った視力検査のようなものを考えると、切れ目が見える状態と、環がつながってしまった状態は、図2.4に示すように確率的に分布している。「見えた」、「見えない」という反応はこの分布に従って出てくる。この分布そのものは目に見えないので、私たちはその反応から本当の分岐点（図の曲線が交叉したところ）を推測する。これが測定法である。その推測はいい加減にできることではなく、考えなければならないことが山のようにある。たとえば、視力検査の例で言うと、環の大きい方から小さい方に進み、「わかりません」という答えが返ってきたときに、再び大きい方に戻って良いか、行きつ戻りつして「さかい目」を決めて良いか、といったような問題がある。それは「心」の話には見えないが、心の世界に分け入っていく最初の段階かも知れない。

こういう発想は19世紀の終わりに心理学が始まった頃から育っていた。

1879年、ライプツィヒ大学で生理学の講師をしていたウィルヘルム・ヴントという人が「実験心理学の教室」を作った（図2.5）。

その頃のドイツでは化学が盛んだった。物質を構成する分子の姿が明らかにされ、薬品、染料、火薬などが次々と合成された。ヴントはこれにヒントを得て、「心」を構成する分子のようなものを探ろう

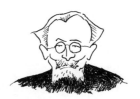

図2.5　ヴント

と考えた。それがわかれば、その次にはそれらの分子どうしがどういうふうに結合しているかを調べる。その法則がわかると心の構造がわかるはずである。

そのためにヴントは研究対象を人間の意識に限った。目覚めて「見える」、「聞こえる」、「感じられる」という意識である。それは「何かについての意識」ではなく、「意識そのもの」であった。この「純粋な意識」という考えは、西田幾多郎の哲学などにも影響を与えている。そのヴントが心の分子と考えた「感覚」を研究するために採用したのが、厳密な測定法だった。

これはこれで、物理の世界（環境）と心理の世界の対応をさぐるという意味では重要な研究だった。しかし、ほどなく批判されることになった。「いま光が見えました」と言っても、その見え方は単純ではないからだ。たとえば、図2.6を見てもらうとわかるように、真ん中の円は同じ明るさなのに、背景が暗いと明るく、背景が明るいと暗く見える。物理的には同じ明るさでも同じ感覚体験を起こすとは限らない。

私たちの体験は「全体の場」の中にある。その「場」や「場の力」を研究する心理学（ゲシタルト心理学）が起こった。

ゲシタルト心理学の発想も面白く、重要だった。この図2.7の左を見ると、私たちはどうしても「四角と丸が重なっている」と思う。図の右のように分かれると思うひとは（あまり）いない。私たちは「まとまりの良い形」を作ろうとするのだ。ここにも「場の力」のようなものがある。

ゲシタルト心理学が盛んな頃のドイツに留学した佐久間鼎という心理学者

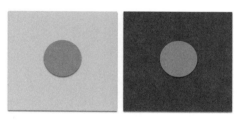

図2.6　同じ灰色でも背景が違うと……

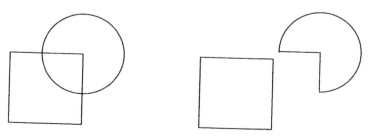

図2.7　まとまりの良い形を「見る」

は、日本語にも面白い「場の力」があるのを発見した。それは「ここ」、「そこ」、「あそこ」、「どこ」という「こ・そ・あ・ど」の世界である。「こ」をつけると近傍の意味になる（この、こちら、これ）。「そ」はそれより少し遠い（そちら、そなた、それ）。「あ」はもう少し遠い（あちら、あなた、あれ）。「ど」はどこだかわからない。

ゲシタルト心理学の論客の中には、人間の性格にも「場の力」のようなものが働くと考えたクルト・レヴィーンや、私たちの頭に何かが「ひらめいた」ときに脳の中の「場」が変わると考えたウォルフガング・ケーラーなど、そうそうたるメンバーがいた。

こういう研究は、いま「認知科学」と呼ばれるものの祖先である。認知科学の研究は感覚や知覚にとどまらず、思考、記憶、注意、言語などに広がった。いつの間にか「心の分子」はどこかへ行ってしまったが、認知科学では人間が頭の中で行っていることを「情報処理」と考え、コンピュータのアナロジーを用いて、その姿を探ろうとしている。

研究の対象は大きく広がったが、実際に人間を対象にして何かを測定しようとするときには、19世紀以来の厳密な測定法（サイコフィジックス：精神物理学）を使う。精神物理学は他の科学でも通用する心理学の大きな財産である。

生物学的な心理学

専門課程に入った私たちには実験の実習で忙しい日が続いた。

ある種の人々が心理学の実験に興味を失うのは仕方のないことのように思えた。「知覚の実験」とか「記憶の実験」、「思考の実験」などと称するものは、知覚とは何か、記憶や思考とは何かといった根源的な問いには答えてくれない。そのわりに、手続きの細部にはやたらとうるさい。

こういう実験に何の意味があるのかは自分で考えなければならなかった。その答えはなかなかわからずに苦労した。

ときには「これかな？」と思い当たることもあった。

あるとき私は伊福部昭という作曲家の書いた『管弦楽法』という本を読んでいた。伊福部昭は「ゴジラ」などの映画音楽が有名な人だが、たくさんのコンサート作品を残し、日本を代表する作曲家である。この『管弦楽法』はオーケストラの楽器の使い方やその組み合わせ方を説明した教科書なのだが、上下2巻から成るその下巻は、音の組み合わせを心理学的に解説したものだ。引用してある膨大な文献のほとんどが聴覚心理に関するものだから驚く。こういうものを読んでみると、基礎心理が芸術の役にも立っていることがわかる。

そろそろそういうふうに、何とかして心理学の中で自分の進むべき道を見つけようとしていた頃、私たちはネズミ（ラット）を使った動物実験を習った。それはこれまでの実験心理学とは全く違った世界だった。何よりも私たちには技術的に習得しなければならないことがたくさんあった。ネズミをつかむということからして、体育会的な修練が必要だった。専門課程に進んでからの私は本を読んで勉強することが苦手で、テクニックを学ぶことが多ければ多いほど張り切る人間になっていたように思う。

 人間の実験心理学が精神機能の一部を切り出しているように見えるのに比べて、動物実験では丸ごとの生体の生きている姿が見える。それが魅力だった。私たちは簡単な実験を習ったが、ネズミにはネズミの都合があり、なかなか私たちの思うようには動いてくれない。私は自分の都合で生活している別の生命体が目の前にいるという単純な事実に驚きを覚え、次第に動物実験の世界に惹かれていった。

 動物実験は心理学の中では長い伝統があった。ネズミに複雑な迷路を覚えさせる実験の映像を見たことがある人も多いだろう。ラットが実験動物化されるにあたっては心理学が大きく貢献している。

 この分野の歴史的な発展を考えると、パブロフの条件反射を忘れるわけには行かない（図2.8）。イヌに餌をあげる前に音を鳴らしていると、音に対して唾液が出るようになったという、あの有名な実験である。それはいまで言えば「神経系の可塑性」を示した実験であった。パブロフの仕事は1920年代にアメリカに紹介され、「行動の要素的な原理」を探していたアメリカの心理学者は、

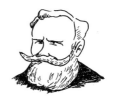

図2.8　パブロフ

これこそその原理だと思った。もっとも、パブロフ自身は自分の仕事が心理学者に評価されることが嫌いだったらしく、「自分は生理学者である」と言い張ってアメリカの心理学者とケンカしている。

 20世紀になると、ヴント流の意識の科学は捨て去られ、心理学の研究対象は行動だという認識が主流になる。これをはっきり主張したのがアメリカのジョン・ワトソンであった。ワトソンが主張した立場を「行動主義」と言う。行動主義はひとつの主義主張にとどまらず、その後の心理学の大きなグランドデザインになった。そのデザインの上に、行動を数理モデルで解析しようとしたクラーク・ハル、行動にも認知的な要素があることを主張したエドワード・トールマン、行動主義を徹底的に推し進めて、行動を変容させる技術に集結させたバラス・スキナーらがいる。また、行動の科学はカール・ラシュレイによって脳の科学に結びつけられた。神経科学と結びついた行動科学はまさに日進月

歩、すさまじい勢いで発展を遂げ、今日でもその奔流は続いている。

　私もまた心理学の学説を動物実験で実証するだけでは飽き足らなくなった。心理学の世界が小さく見えたのである。ある心理現象を説明するのにA説とB説とがある。どちらが正しいかを実証する。実証を積み重ねるうちに仮説は理論になる。そうやって実証で裏打ちされた理論を作るのが実験心理学の目的であると習った。しかしそれは、しょせんは「心理学」というコップの中の出来事。心理学者は興味を持つかも知れないが、一般大衆にとってはどっちでも良い話だ。

　私は自分なりに人間の精神の深奥が見たいという願望をまだ抱いていた。そのためには精神病理学を勉強したかった。「病気」、「異常」とされる人々こそ人間の心の奥底を垣間見せてくれるだろう。しかし、そんなことを勉強したいと言い出せる雰囲気ではなかった。何とか、基礎研究をやるフリをして精神病理学を学ぶチャンスはないものか……。

　その願いがかなうように見えたのが「精神薬理学」という学問だった。これは見かけは立派なサイエンスである。行動実験の技法を心理学に借りている。しかし、心理学の学説は問題としない。しかも脳を扱う。それも脳の生化学である。勉強しなければならないことは山のようにある。そして、精神薬理学の目指すところは精神疾患の生物学的な治療である。そのためには精神疾患について学ばなければならない。「これは面白そうだ」と私は思った。

　精神薬理学のことは本書の主題ではないのでこれ以上は書かないが、心理学、薬理学、神経科学、精神医学などを見通せる、見晴らしの良いところに位置する学問である。いろいろな景色が見えるところが気に入っている。そして何よりも、患者の役に立たなければならないという使命感がある。これがあるから疲れて夜中に家に帰ってもさらに文献を2報か3報読んでおこうかという気になる。学問の面白さだけだったら私のような根性なしには勤まらないだろう。

 第3節　心理学の教えること

心の存在を疑う

　心は目に見えない。触ることもできない。味も匂いもない。

　たとえば、生理学を考えると、昔は血液が循環しているのではなく、潮の満ち引きのように波動していると思われたり、神経の中を「動物精気」というガ

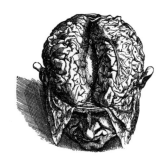

図2.9 解剖は誰にでもわかる事実（文献2より）

スのようなものが走っていると思われたりした。そういう考えは間違いだった。しかし、科学者が間違った考えを持っているときにも、ひとつだけ「誰が見てもわかる」ことがあった。それが解剖学である（図2.9）。人間や動物の体を開いたときに見えるものは、それを何と名付け、その機能を何と思うかにかかわりなく、見ればわかる。

　心理学にはそういう硬い基礎がない。

　私たちに見えるのは「この人が」、「こんなときに」、「こんなことをした」という事実だけである。そういう事実を寄せ集めて「こころ」という雲のような概念が作られている。

　「こころの働き」とはすべてこの想像の雲のようなものである。

　心理学を深く学んだら、「こころ」という言葉は簡単には口に出せなくなる。「こころ」は雲のような幻想だということがわかるからだ。私らが泣いたり笑ったりするのを「目に見えない心のあらわれである」と考えるのは間違っている。それは順番が違う。心があって行動があるのではない。まず行動があって、行動から「心らしきもの」を想像しているのである。

常識にとらわれない

　このように、「心」を疑うと何か良いことがあるのだろうか？　ひねくれた人間になるだけではないだろうか？

　そうではない。心の存在を疑うと、どんな人のどんな行動でも、私たちが持っている狭い常識にとらわれず、「こんなのもあるのか」と素直に受け容れられるようになる。

　ちまたにあふれる「心理学」は、ただの常識のかたまりのように見える。

　母親は子供をかわいがって当たり前、年ごろの女性は男性に好かれたくて当

たり前、クリスマスは男女のカップルで楽しく過ごして当たり前……。

　子供をかわいいと思えない母親はおかしいのか？　同性を愛する人はおかしいのか？　クリスマスをひとりで過ごす人は人格に問題があるのか？

　私たちは事実を重視するからこそ、常識の枠から自由になって、ものごとの本質を考えられるようになる。

　しかも、心理学が相手をするのは普通の日本語が普通に通じる人ばかりではない。いわゆる「精神遅滞」、いわゆる「精神疾患」、いわゆる「人格障害」など、独自の世界に住んでいる人とも、旧知の間柄であるかのように当たり前につきあわなければならない。

　まっとうな心理学者は「あたりまえ」を疑う力を持っている。だから、きちんと調べようとする。常識の衣を脱ぎ捨てて、科学の光を当てて調べる。そうすると、世の中の見え方が自由な方に、とらわれのない方に変わる。

行動を観察すること

　心理学の基本は行動の観察にある。

　行動の観察というとそれほど難しそうではない。目で見ればわかる。顕微鏡もいらない。検量線を引いた測定器もいらない。

　しかし、後から分析するための基礎データを取るために行動を観察するのはなかなか大変である。相手のやったことを単にメモしているだけではデータにならない。

　まず、どういう行動を観察の対象にするかを決めなければならない。その行動とは、誰が見ても間違いのないように記録できて、始まりと終わりがはっきりしているものでなければならない。

　たとえば、医療の現場でもよく使われる「日常生活動作（ADL）」の中に「社会交流」というものがある。しかし、「社会交流」では漠然としていて観察の対象にならない。もっと具体的に、たとえば「休憩室で」、「他の人との距離が1メートル以内で」、「問いかけに答えたり」、「相手に話しかけたり」する行動を「社会交流1回」としてカウントする、という具合に決めておく。まあこれは理想であり、現実にはなかなかそのようには行かないが、それでも理想に向けた努力は必要だ。

　行動の観察には大きく分けて頻度を記録する方法と時間を記録する方法がある。

　頻度を記録する方法では、それほど頻繁に起こってない行動の場合は、観察時間内にその行動が何回起こったかを数える。たとえば図2.10は教室の子供を

生 徒：A子

観察者：（印）

行 動：私語

日付	開始時刻	終了時刻	正規頻度	合計
2015/11/20	10:30	10:50	正正T	12
2015/11/22	10:30	10:50	正一	6

図2.10　事象記録サンプル
（文献3を参考に作る）

生 徒：B子

観察者：（印）

日 付：2015/11/24

開始時刻：9:15

終了時刻：9:30

行 動：課題から離れる

	1	2	3	4	5	6
1				✓	✓	✓
2	✓	✓	✓	✓	✓	✓
3	✓	✓	✓	✓	✓	✓
4	✓	✓				
5					✓	
6			✓	✓		
7		✓			✓	
8	✓			✓	✓	✓
9	✓	✓				✓
10		✓				
11			✓	✓	✓	✓
12		✓				
13	✓					
14	✓					
15						

図2.11　インターバル記録サンプル
（文献4を参考に作る）

想定したもので、授業中の私語の回数を記録した用紙の例である[3]。チェックリストを作っておいて、当てはまる行動が出現したらチェックを入れていく。

頻繁に起こっている行動の場合は「インターバル法」という方法を使う。これは一定の頻度で対象とする人を観察して、そのときにその行動が起こっていればチェックを入れていく方法である。**図2.11**に示すのは、これもまた教育現場の例で、多動傾向のある子が課題から離れてしまう様子が「レ」で示されている[4]。この例では一人の子供を10秒毎に連続して観察しているが、もっと頻度が低い場合は「時々見回る」程度でも良い。それを「タイムサンプリング」という。

時間を記録する方法には、何かのきっかけがあってから行動が起こるまでの時間（潜時という）を測定する方法と、行動が始まってから終わるまでの持続時間を記録する方法とがある。

このように行動の頻度や時間を記録したら、次には必ずそれをグラフにしてみる。

視覚的に表現することはとても大事で、数値やチェックリストの羅列ではわからなかった傾向が読み取れる。このためには、グラフ用紙（方眼紙）を座右に置いておくことをお勧めする。いまの時代にはグラフなんか表計算ソフトで

描くかも知れないが、表計算ソフトはグラフがきれいに見えるように、縦軸をソフトの方で決めてしまう。

あれは困る。数値で言うといくつぐらいの変化に意味があるのかは、現場の感覚で決めることだ。グラフの見栄えで決めることではない。それから、グラフには必ず縦軸と横軸の説明を書いておく。表計算ソフトではこういうことは「デザイン」と思われているようだが、それはデザインではない。データ処理の根幹である。美しく見せる必要はないから、とりあえず目の前のデータを可視化してみよう。それには「手書き」が良い。

慣れないうちは、行動の観察は面倒に思えるかも知れないが、何度かやっているうちにコツがつかめてくる。自分自身の行動にこのような観察の目を当ててみるのも面白い。知らず知らずのうちにお菓子に手が伸びている頻度とか、仕事時間なのにムダに過ごしている時間とか、自分でも気がついていない自分の姿を見せられてハッとすることもある。

行動観察で気をつけること

観察や測定は科学の基本である、心理学もその例外ではない。しかし、心理学の観察や測定には特殊な事情がある。

観察しようとする行為そのものが相手の行動を変えてしまうのである。

たとえば、机の長さを測ろうとして巻き尺を広げたら、机が恥ずかしがって縮んでしまったということは、まずあり得ない。しかし、心理学ではこういうことは普通に起こる。つまり私たちは相手の自然な姿を知ることはできないのである。

それを嫌って、たとえばマジックミラーを備え付けたプレイルームで子供の行動を観察したりする。しかしこの頃では観察される側も慣れて、部屋に大きな鏡があったらそれは仕掛け鏡で、その向こうに誰かがいてこちらを見ていることぐらいは知っている。そもそもプレイルームに連れて来ること自体が相手の行動を変える。私たちには誰かの日常生活をありのままに見ることはできないのだ。

この問題にはこれといった解決法がない。人間が人間を観察するときには「完全に客観的」ということはあり得ない。

そこで、この頃では積極的にこちらの姿を出してしまうこともある。これは「参加しながらの観察」といって、フィールドワークではしばしば行われる。私は村落を対象にしたフィールドワークを専門にしている社会学の先生を知っていたが、その先生は学生に「まず盆踊りだよ、一緒に踊りなさいよ」と言って

おられた。参加しながらの観察とは、私が相手と積極的なかかわりを持ち、相手と一緒に何かやりながら観察するのである。

ただし、「参加しながらの観察」は、こちらがどんな人で、どんな態度で相手と交流するかによって結果が変わる。私が観察したときの結果と、あなたが観察したときの結果とは違うだろう。そこで、自分がどのように相手とかかわりを持ったかを詳細に書きとめておく必要がある。

第4節　人間の心というシステム

個別の話題についてはこの後の「各論」の部分で書くので、ここではそこで書ききれないことについて、人間の心とはどんなものと考えられるかをざっくりとまとめた話を書いておこう。本当は「心」という言葉を使いたくないのだが、「行動をまとめていると想定される仮説的な何か」というふうに理解されたい。

変換装置としての感覚器

「ああ、美しい夕景だ」と思って写真を撮ったら真っ黒だったということはよくある。目はカメラに似てはいるが、カメラとは違う。耳もそうである。講義を録音しておけば寝ても大丈夫と思っていると、後から再生した音はガタガタいうノイズばかりで、講師の話し声は聞こえても、何を言っているのかは全く聞き取れなかったりする。

私たちは目や耳や鼻といった感覚器官から情報を取り込み、その情報に基づいて「世界とはこんなものだ」と思っている。だが、その「思い」は外の世界のコピーではない。

感覚器官は、生存に必要な情報を目立たせ、そうでないものは無視する。まず簡単な事実でこれを見よう。この図2.12に並べた長方形のタイルは、それぞれの左の端が黒っぽく、右の端が白っぽく見えるだろう。だが、実際はのっぺりした一様な灰色の長方形である。ウソと思ったら、手で隣を隠して一枚だけ

図2.12　タイルの左が暗く、右が明るく見えるが……

をみるとよい。一様な灰色に見えるはずである。

しかし、その手をどけると、どうしても黒から白へ波打っているように見える。それは「輪郭をきわだたせる」という視覚の仕組みによるのである。どんな仕組みかは後で種明かしをしよう。輪郭がくっきり見えることはいろいろな場面で生存に役立つことだろう。

感覚器官に入ってくる光や音などの物理エネルギーと感覚の大きさとは比例しない。だいたい、図2.13に示すような曲線になっている。エネルギーが小さいところでは増幅の仕組みが働き、わずかな違いが大きく感じられる。エネルギーがある程度以上になると減衰の仕組みが働き、かなりの違いも小さく感じられる。

感覚器官とそれに続く脳の仕組みは一種の変換装置として働いている。

この変換の仕組みによって、私たちにはあるものには敏感になり、あるものには鈍感になる。たとえば、私たちは「水平と垂直」にはたいへん敏感である。図2.14を見ると、垂線が少し傾いていることはすぐにわかる。窓枠のゆがみ、ポスターの貼り具合など、きちんと水平・垂直が出ていないと何となく落ち着かない。二足歩行する人間にとって重力方向を正しく認識することはとても大事だったために、私たちは水平・垂直に敏感になったのではないかと思う。

今度は鈍感な例を考えよう。私たちは「上下がさかさまになった姿」には鈍

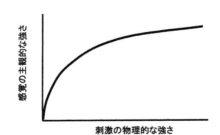

図2.13　物理的な刺激の強さと感覚の強さの関係

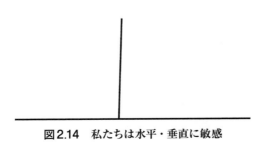

図2.14　私たちは水平・垂直に敏感

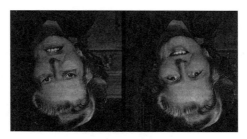

図2.15　サッチャー錯視（文献5を改変）

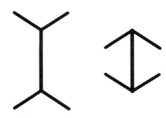

図2.16　ミュラー＝リエル錯視

感である。たとえばこの図2.15を見てもさほど不思議に思わない。しかし、これを上下反転させてみるとわかるが、片方はとてもあり得ない顔なのである[5]。上下さかさまに見せられるとそのことに気づかない。これまた、二足歩行してきた人間には「顔の倒立像」を見る機会はほとんどなかったので、いつの間にか鈍感になったようである。

こういうことは人間がどんな環境で進化してきたか、言い換えればその長い歴史の中でどんな淘汰圧がかかり、それを生き延びてきたかに関係がある。また、種としての進化だけではなく、生まれてこのかたどんな成育環境に取り巻かれてきたかにも関係がある。人間の感覚の特性を知れば、人間がどんなふうに生きてきたかがわかるはずである。

私たちの身のまわりの世界は、半分ぐらいは「想像されてでき上がった世界」である。捏造と言ってもよい。

たとえば、これは心理学の初歩の本によく出てくる「長さの錯視」で、どう見ても左のほうが長く見える（図2.16）。それは私たちが図2.17のような想像をし、矢のついた線に奥行きを見てしまうからだと言われている[6]。

もっとあからさまな捏造の例を見よう。実は私たちは視野の周辺の色はわかってない。「そんなバカな」と思われるかも知れないが、誰かに協力してもらって実験しよう。あなたはまっすぐ前を見ている。協力者は色鉛筆を持っ

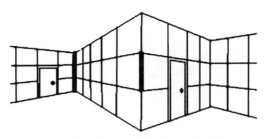

図2.17 そのからくり（文献6を改変）

て、それをあなたの頭の後ろからゆっくり前に持っていく。あなたは目を動かしてはいけない。さて、色鉛筆が耳の横のあたりに来たとき、あなたは「何か見えた」と思うはずだ。しかしその色がわかるだろうか？　わからないはずである。視野の周辺では色を感じることができないのだ。しかし、私たちは周辺が白黒の世界に住んでいるとは思っていない。それはなぜか？　実は視野周辺のモノの色は、中心付近のモノの色に基づいて、想像（捏造）で着色しているからである。

　こういう「捏造」は、悪いことではない。身のまわりの世界が安定して私たちを包むようにするから起こるのだろう。視野の中心にだけ色がついていて、まわりは白黒の世界はいかにも住みにくい。目を動かすと色のついている部分が次々に変わっていくことになる。

　この世界が本当はどんな姿をしているのか？　それは私たちにはわからない。ネズミにはネズミの世界があり、ミツバチにはミツバチの世界がある。私の世界とあなたの世界は微妙に違うだろう。違っていて良いのである。世界の感じ方に「正しい」お手本はない。それは「私」が見ている世界が絶対ではないことを意味している。誰にもそれなりの世界があり、それはそれで良いのである。

行動は可塑的

　人間の行動は変わる。それを「可塑性」と呼ぼう。医療もリハビリもその力を信じて行われる。

　行動分析学を打ち立てたスキナーの考えに沿って言うと、人間も含めて動物の行動は応答的なもの（レスポンデント）と自発的なもの（オペラント）とに分けられる。

[レスポンデント]

応答的な行動の例は反射で、条件反射もこれに含まれる。応答的な行動の特徴は、誘発する刺激がはっきり決まっていることである。したがって応答的行動の出現頻度は刺激の提示頻度に依存する。応答的な行動を観察しているとき、私たちがデータとして得るのは、刺激が提示されてから反応が出てくるまでの潜時と、反応の大きさ（振幅）である。

反射というと決まりきった行動で、変化の可能性はないように思えるかも知れないが、そんなことはない。

同じ刺激を繰り返して提示していると「慣れ」という現象が起こって、反応は小さくなる。私が大学院の修士時代に研究したのは、大きな音に対してびっくりする反応（驚愕反射といって反射の一種である）の慣れであった。

条件反射は、反射も可塑的であることを示している。条件反射を実験するのは実に簡単で、図2.18のように2人の人間を対面して立たせ（立ってなくても良いが）、実験者は被験者の目の前にノートぐらいの大きさの紙をぶら下げる。実験者が手を離してこの紙をひらひら落とす。このときに、被験者の目の前で手を叩く。そうすると被験者はびっくりして目をつぶる。こういうことを数回やって（たった1回でも良いかも知れない）、今度は紙を落とすだけで手は叩かない。それでも被験者はしっかり目をつぶる。

用語を整理しておくと、生得的に反射を起こすような刺激（上の例では目の前で手を叩いたときに出る音）を「無条件刺激」という。無条件刺激で誘発される反応（思わず目をつぶる）が「無条件反応」である。無条件刺激とペアにして提示される刺激（上の例で言うと、紙が見えなくなるという視覚刺激）を「条件刺激」という。条件刺激で誘発される反応が「条件反応」である。

無条件刺激と条件刺激をペアにして提示したときに（パブロフの言葉に従うと「強化」という）、条件反応が形成されてくる。これを「獲得」という。無条件刺

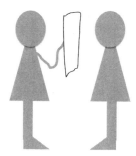

図2.18　簡単な条件づけの実験

激とのペアリングをやめて、条件刺激だけを提示していると、条件反応は弱まってくる（「消去」という）。ただし、消去とは消しゴムで字を消すような過程ではない。あるときパブロフの実験室でイヌの条件反射を消去している最中に、何の事故か、実験室が水びたしになってしまったことがあった。こんなことがあると、弱まっていたはずの条件反応が復活する（脱制止という）。また、いったん消去された反応も、時間をおいて再び試してみると、ある程度回復している（自発的回復）。こういうことからパブロフは脳の中に「昂奮」と「抑制」のシステムがあって、それらが拮抗し、その総和が反応として見えていると考えた。

[オペラント]

　自発的な行動（オペラント）は、誘発する刺激があるかないかはっきりしていない。オペラント行動は「自発する」と言われる。行動の結果によって頻度が増えたり減ったりする。日常生活の多くの行動はオペラント行動である。たとえば、出勤の途中に必ずコンビニに立ち寄ってドーナツを買うようになったとすると、最初はこの行動の頻度は少なかったのである。なぜかそのうちに頻度が増えて、いまではほぼ毎日やるようになっている。

　オペラント行動は「試行錯誤」によって作られる。

　試行錯誤を系統的に調べたのはエドワード・ソーンダイクというアメリカの心理学者で、スキナーよりも時代は古い。20世紀の初頭、いまにつながる心理学のごく初期に、ソーンダイクは図2.19のような「ネコの問題箱」というものを作った[7]。これはかんぬきのかかった箱の中に空腹なネコを入れて、ペダルを押すとかんぬきが外れて外へ出られ、餌が食べられるようにした実験装置である。ネコにそんなことをして良いのかという倫理的な問題はひとまず置いておく。何と言っても100年以上昔の話である。

　箱の中のネコは最初あばれたり、そこらをひっかいたり、いろいろな行動を

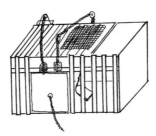

図2.19　ネコの問題箱（文献7に基づいて描く）

するが、そのうちに偶然、ペダルに足がかかるとかんぬきが外れることを「発見」する。ただし、この行動が試行錯誤であるといった理由は、いちど「発見」したら後は必ず上手にできるようになるものでもないからである。時間を置いて再び試してみると、またいろいろなことをする。これを繰り返していると「発見」までの時間がだんだん短くなってくる。そのときには余計な行動はあまり出なくなっている。つまり試行錯誤とは図2.20に示すように無駄な行動が刈り込まれていく過程なのである。だが最後まで少しの無駄は残る。

オペラント行動の詳しい解説は後の章で書くが、これにも「獲得」、「消去」、「自発的回復」という現象がある。

いま「無駄な行動が刈り込まれていく」と書いたが、晩年のスキナーは、そのことを「結果による選択」と呼んでいた。どんな行動が残り、どんな行動が消えていくかは行動の結果によって決まる。その過程は生物の進化に似ているという主張だった[8]。

私としては、不適応を起こしている人を切り捨てるべきではないと思っているので、こういう「適者生存」のような考えは好きではなかった。しかし、それは「結果による選択」を誤解しているのかも知れなかった。

つまり、環境のある局面には不適応に見える行動も、別の局面には適応しているから、淘汰されずに残っているのである。実験室の中でこそ、「その場にふさわしい行動」はひとつしかないが、日常生活ではそうではない。「結果による

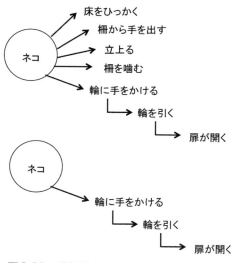

図2.20　試行錯誤学習（文献7に基づいて描く）

選択」は「どんな行動が良いか」をア・プリオリに決めるという意味ではない。むしろ行動の多様性を認めることなのではないだろうか。

たくさんの「わたし」

物騒な話から始める。

殺人か傷害致死かは大きな違いだが、その違いは「殺意があったか？」どうかによる。この考えは、「行動を始める前に意思がある」ことを前提にしている。ところが、意思が生じたのはいつの時点か？　それを考え始めたら、実はなかなか難しい。ナイフを握ったときか、最初の一刺しのときか、何度か刺しているうちにか、それとももっと前で、ナイフを買ったときか…

物騒な話はもうやめよう。意思の発生を自覚し、特定するのは難しいというたとえ話である。そのことを知るには殺人のことなど考えなくても良い。たとえば「手を動かす」という簡単なことを考えよう。「動かそう」という意思が起こってから、脳から手に向かって「動かせ」という指令が出るように思われるが、実は違う。ベンジャミン・リベットの実験によれば、「動かせ」という指令のほうが意思よりもおよそ0.5秒ほど早く出ている[9]。意思は後からついてくるのである。

私たちは自分の行動の本当の動機を知らない。

「どうしてですか？」と問われればそれなりのことを言うが、それは後から考えたこと、「後知恵」、「後づけ」の説明だ。

たとえば、こんな実験がある。

その実験はスーパーマーケットの店頭で行われた。あなたは2種類のジャムを試食し、「どちらが好きですか？」とたずねられる（図2.21）[10]。そこで「左

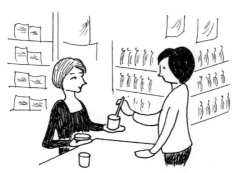

図2.21　店頭での実験（文献10に基づいて描く）

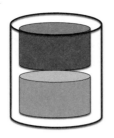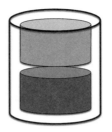

図2.22　そのからくり

の方です」と答えたとする。すると「ではどうしてそちらが好きなのか、もう一度味わって答えてください」と言われ、もう一回左のジャムをなめる。その後あなたはいろいろと説明する。甘さが控えめとか、素材の味が生きているとか、それはたくさん語ることができよう。ところが、このジャムの瓶には仕掛けがあり、図2.22のように二重底になっているのである。「それではもう一度」と言われたときに、店員（実は実験者）はあなたに気づかれないように、そっと上下をひっくり返す。あなたが2度目になめたのは、最初は「好きではない」方だったのである。それにもかかわらず、あなたはそれがどうして好きかをいろいろ説明できる。これは単なるいたずらではなく、れっきとした論文になった研究である。「理屈は後づけ」ということを証明したものだ[11]。

「わたし」はひとつではない。いまこれを書いている私は、いちおう仕事に集中しているつもりだが、ふと気がつくと少し空腹である、少し尿意がある、少し肩が痛い、少し膝の裏がかゆい……あらためて注意を向けなければ気づいてないことのすべてを含めた総体が「わたし」であり、「わたし」の意識や意思は、その総体のほんの一部に照明を当てたときに見えるものにすぎない。

医療関係者には共焦点顕微鏡の原理を見つけた人として知られるマービン・ミンスキーは、人工知能研究の大家でもあり、私たちの「心」は、単体では「心」とは言えない小さな要素が組み合わさって作られていると考えた。この要素はヴントの考えた「心の分子」とは違い、ひとつひとつが何かの機能を持っている。ミンスキーはそれらを「エージェント」と呼んだ。エージェントは時と場合に応じて「Kライン」と呼ばれる糸で結ばれ、その場にふさわしく見える行動をする。しかし、「Kライン」で結ばれていないエージェントも沈黙しているわけではなく、常に何かをぶつぶつとつぶやいている。ミンスキーはひとりの人間の心を社会にたとえた[12]。

心理学的な実験、脳神経科学の知見、臨床例、コンピュータや人工知能、ロボットの研究から生まれた理論などがどっと流れ込んでいく先に「多元的で多

層的なわたし」という考えがある。「わたしがわたしとして存在している」という自覚や、「わたしがわたしのやることをコントロールしている」という自覚は幻想である。「わたし」という自覚は無数のエージェントをやわらかく包み込む雲のようなものかも知れず、小さなエージェントのひとつにすぎないのかも知れない。

　仕事をしている自分と遊んでいる自分は違う。昼間の私と夜の私は違う。私は衝動や欲望にとらわれることがあり、そのことに気づいてない。自分の行動を自分がしっかり把握し、制御しているという考えは幻想である。だから人間はどうしようもないと言えるし、素晴らしいとも言える。

引用文献

1) McReynolds P, Lightner Witmer：Little-known founder of clinical psychology. Am Psychol 42：849-58, 1987.
2) ヴェサリウスの図から（http://www.ajnr.org/content/35/1/19.figures-only）
3) PA アルバート，AC トルートマン（佐久間徹，谷晋二・監訳）：始めての応用行動分析．二瓶社，1992, p74.
4) （同書）p82.
5) Thompson P：Margaret Thatcher: a new illusion. Perception 9：483-484, 1980.
6) 下條信輔：知性のインプリメンテーション―心理物理学の現在．（宮下保司，下條信輔・編）脳から心へ―高次機能の解明に挑む．岩波書店，1995, pp18-24.
7) 今田寛，賀集寛，宮田洋：心理学の基礎．培風館，2003, p72.
8) Skinner BF：Selection by consequences. Science 213：501-504, 1981.
9) ベンジャミン・リベット（下條信輔・訳）：マインドタイム―脳と意識の時間．岩波書店，2005.
10) The Choice Blindness Lab（http://www.lucs.lu.se/choice-blindness-group/）
11) Hall L, Johansson P, Tärning B, Sikström S, Deutgen T：Magic at the marketplace: Choice blindness for the taste of jam and the smell of tea. Cognition 117：54-61, 2010.
12) Minsky M：The Society of Mind. Simon & Schuster, New York, 1985.

参考文献

・尾形佳晃：よくわかる心理学―こころの謎にせまる．池田書店，2003.
・廣中直行：心理学へのスタディガイド．世界思想社，2007.
・今田寛，賀集寛，宮田洋：心理学の基礎．培風館，2003.
・日本心理学緒学会連合，心理学検定局・編：心理学検定基本キーワード　改訂版．実務教育出版，2015.

第3章

心の生物学の基礎

第1節 はじめに

　アトランタでオリンピックがあった年、私は学位を取ろうと思って医大の研究生になった。

　私の実験は、計測器にノイズが入るのを避けるため、夜中にやることが多かった。

　会社の仕事を済ませ、電車で2時間かけて大学に行く。宵のうちはまだ人が多いが、夜中になると居残りしている人は少ない。一晩中実験したというとすごくがんばったように聞こえるが、私の実験は20分に1回、計測器に試料を打ち込み、ポート（注入孔）を洗うだけで、あとはやることがない。主に医局の大型テレビでオリンピックを見ていた。

　ときおりふらふらと廊下を歩くことがあった。廊下のガラス棚にはホルマリン漬けの脳の標本が陳列されている。脳のどこを何と呼ぶかの勉強になると思ってその白っぽい灰色の脳を眺めているうちに、私はひとつの標本の前でくぎづけになった。ラベルには「脳腫瘍、8歳、男子」と書かれていた。ガラス瓶の中に浮かんだその断面標本の松果体から視床のあたりにかけて、にぎりこぶしぐらいの黒い腫瘍があった。

　わずか8歳でこの世を去った男の子。私は幼いこの子の暮らしを思った。痛かっただろうか？　苦しかったろうか？　彼は笑ったか？　泣いたか？　どんな食べ物が好きだっただろう？　何をして遊んだろう？

　私は医療関係者ではないから、こういう子の役に立つことはできない。しか

し、いまはものを言わないこの子の伝えてくるメッセージはしっかり受け止めようと思った。

　この章では、まず、人間のことを理解するのにどうして人間以外の動物を研究するのか、動物の研究に何の意味があるのかを考える。その次に、「心」を理解するためになぜ「体」の理解が必要なのか、心と身体はどのような関係にあるのかを考えよう。最後に神経と脳について、初歩的なことではあるが、いちおう知っておきたいことをまとめておく。

　心の生物学という言葉は聞き慣れないかも知れない。それは私たちの行動を組織する仮想的な「心」を生物学的な実体に基づいて理解しようとする試みである。なぜそういう試みが必要なのか？

　心理学の世界には人の心の働きを示すさまざまな概念がある。たとえば、「自我同一性」とか「劣等感」とか、手近な心理学の書物をめくってみると、いかめしい学術用語のオンパレードである。だが、どんな術語も単に覚えるだけでは、死んだ知識に過ぎない。そんなものをためこんでも消化されない概念の肥満体が作られるだけである。もっと現実に生きて役に立つ知恵が欲しい。

　概念をいじっているだけでは、私たちの考えは結局「からまわり」になる。

　私は概念を解きほぐし、何とかして「誰にでもわかる」話に落とし込みたい。それが「生物学的な実体を考える」ことなのである。細胞、組織、器官……と、「見ればわかる」ことが積み上げられてきた生物学の世界は、ていねいに説明すれば誰にでもわかる。お互いに対立する立場の人々も同じ事実を見て議論する。

　欧米の多くの大学では、心理学のコースは生物科学の中にある。それは「理科系」と考えられているのである。また日本でも、「行動神経科学」、「認知神経科学」といった領域で国際的にトップレベルの研究が出ている。

　心の専門家は何かの役に立つかも知れないが、「心だけ」の専門家は案外役に立たないものだ。臨床検査値も読めない、患者がどんな薬を服用しているのかにも関心がないということでは、医療現場の人の輪の中には入れないだろう。

　医療やリハビリの現場で仕事をする人は、ときに患者の「心」にアプローチしたいと思うこともあるだろう。それが何か非常に特殊な技能を要することのように言われると、自分には関係ないことで、「心理」の専門家に任せれば良いように思える。しかし、その考えは間違いである。「体」を通したアプローチでも十分に患者の「心」に迫ることができる。その「体の世界」と「心の世界」をつなぐのが「心の生物学」である。

第2節 動物の行動と人間

なぜ動物？

　心理学をやっていて人間以外の動物を研究しているというと、変な顔をされる。「動物に心があるのですか？」、「動物を調べて心の何がわかるのですか？」と聞かれる、
　というより、からかわれるのである。
　もちろん私も人間と動物の違いを知らないわけではない。道具を作り、言葉を持ち、社会を作った人類は独特な存在だろう。しかし、人間の「心」は進化の産物である。数百万年前にチンパンジーと共通の先祖から分かれた私たちの先祖は、アフリカ南部と想定される生息環境に適応し、そのために独特の行動を進化させてきた。
　さらに先祖をさかのぼると、私たちは霊長類であり、哺乳類である。子供を産んだりお乳を与えたり、私たちはいまでも哺乳類としてやるべきことはやっている。
　しかし、「私たちも動物だ」という理由だけで動物の研究が必要なわけではない。人間と人間以外の動物の違いは、人間について洞察するための知恵を与える。私らは動物を単純な人間だと思って仕事をしているわけではない。動物にはその種に固有のそれぞれの世界がある。それをわきまえたうえで、マウスはマウスの世界でどんなふうに暮らしているか、サルはサルの世界でどんなふうに暮らしているかを知ろうとする。この延長線上に、人間はどんなふうに暮らしているかという疑問が来る。

ダーウィンとその後

　種に連続性があり、いろいろな種の動物が共通の祖先を持ち、「淘汰」という力によってそれなりの姿に進化してきたという考えは、ご承知の通り、チャールズ・ダーウィンに始まる。余談だが、ダーウィンは名門の出である。イギリスにウェッジウッドという磁器があるのをご存知かと思うが、ダーウィンはその血縁に当たる。22歳でビーグル号に医師として乗り込んだ以外は定職に就かず、父祖から譲り受けた莫大な財産を使って優雅に研究生活を送った。
　ダーウィンの考えは、こんな戯画で示されるように（図3.1）[1)]、最初はずいぶ

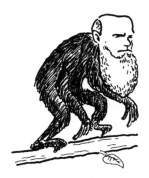

図3.1 ダーウィンをからかう（文献1に基づいて描く）

んと揶揄されたのである。だが、「ダーウィン党」とでも呼ぶべき人々が頑張って証拠を集め、宗教界をはじめとする当時の常識と闘ったために、徐々に受け入れられるようになった。

　ダーウィンの進化論は、もともとは動物の形態に基づいて作られたが、晩年のダーウィンの興味は動物の行動、ひいては人間の心理に移った。驚いたときや恐ろしいときの人間の反応と動物の反応との間には類似性がある。だからまずダーウィンは感情に焦点を当て、『動物と人間における表情の研究』（1872）（邦訳は浜中浜太郎・訳、岩波文庫）を書いた。

　進化論の影響で、「動物にも高等な精神があるはずだ」という前提の研究が増えた。初期の研究は、いろいろなエピソードを集めるものだった。イギリスの『ネイチャー』と言えばいまでは超一流の科学雑誌だが、19世紀の終わりには「私はイヌが汽車に乗って旅をするのを見た。何と賢いイヌではないか」というような「論文」が出ていたのである。この研究はだんだんエスカレートして、「カタツムリの友情」とか「ゾウの意趣返し」といった逸話が集められた。それはそれで読み物としては面白い。しかし、「計算のできるウマ」がヨーロッパで人気を集めるにおよんで、ついに批判を受ける。

　このウマはハンスという名前で、加減乗除のみならず平方根の計算もできるという触れ込みだった。問題を出すと正しい答えの数だけ前脚のひづめを打つのである（図3.2）。ところが、この「能力」に疑問を抱いた心理学者が、ハンスからトレーナーが見えないようにして実験してみた。そうするとハンスの答えはめちゃくちゃになった。ハンスは計算をしていたわけではなく、正解に達したときのトレーナーの微妙な顔の動きをとらえていたのである。これはこれですぐれた能力だと思うが、計算をする能力とは違う。

　こういう事実があって「低次の原理で説明できる行動を高次の原理で説明し

第3章 心の生物学の基礎

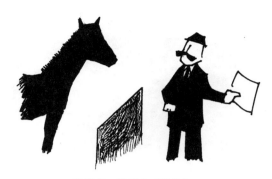

図3.2　計算のできるウマ

てはならない」というルールができた。これ以後心理学は「低次の原理」を追及する道を進む。そしてその原理は、ネズミにもウマにもヒトにも共通だと考えられたのである。

生物学的制約

　ところがこの「共通原理さがし」は1960年代からあやしくなってくる。
　「アタマの良さ」には種による特徴というか、制約があることが明らかになったのである。
　たとえば、「警告が鳴ったら『何かを』しなさい。そうすればイヤな目に遭わなくてすみます」という課題があったとする。この「何か」のところに何を入れるかによって、上手か下手かに雲泥の違いがある。ラットは「すっ飛んで逃げる」のは得意で、「落ちついてスイッチを押す」のはうまくない。イヌは「歩いて別の場所に行く」のが得意である。危機にさらされたときにとっさに出てくる行動は動物の種によって違うのである[2]。
　人間はどうだろう？　物騒な余談だが、時速50キロで走っているクルマが私に向かってきたとする。このクルマは1秒間に13.9メートル走る。私がダッシュしたときの速度を時速10キロとする（だいぶ足が遅いから）。すると私は1秒に2.78メートル進む。クルマの車幅を大きめに見積もって2メートルとすると、私は1秒あればダッシュでクルマの前を横切ることができる。計算上は、クルマが私の15メートルぐらい前に来たときに横飛びにダッシュすれば十分逃げられる。しかし実際にはこういうことはできない。私の体はすくんでしまうからだ。人間は恐怖にとらわれたときには体がすくむ。
　話を戻すと、抽象的な構造は同じ課題（たとえば、電気がついたら何かせよ）で

47

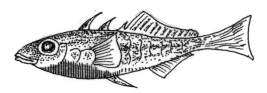

図3.3　トゲウオ

も、具体的な行動は大きく異なる。そうすると「学習能力」というような抽象的な共通原理を考える意味があるのだろうか？　動物はそれぞれの棲息環境に適応しているのであり、環境から切り離した「抽象的な能力」を調べようとする方がおかしい。学習できることとできないことには生物学的な制約がある。その制約は動物の種に固有な行動傾向によって生まれてくる。人間にももちろん人間なりの制約がある。

　この「固有な行動傾向」を研究してきたのがヨーロッパで発展した「エソロジー」であった。エソロジーは種に特異的な行動を重視し、相同と相似という概念を使って種間の行動を比較した。

　エソロジーが真価を発揮したのは、生まれつきの行動（生得的という）の研究だった。たとえば、雄のトゲウオは（イトヨと言って川釣りで人気のあるサカナである）なわばりに入ってきた別の雄を攻撃するが、この攻撃を起こすのは、図3.3のように、体の下半分が赤いという特徴である。これを見たらどういう形のものでも攻撃する。それを「生得的解発機構」が働いたという。

生得的解発機構：人間の中の動物

　人間にも生得的解発機構はある。図3.4を見ると「かわいい」と思う人が多いだろう。このように思われるものには、体全体に比べてアタマが大きく、アタマの中でも目が大きく、口が小さい。これは「幼体」の特徴で、こういう特徴を備えたものを見ると攻撃傾向が抑制されるのである[3]。「幼体」は力も弱く、体も柔らかいので、良い食料になる。食べられてはたいへんというわけで「かわいらしさ」を身につけたのだろう。幼体を食い尽くすと種の保存ができなくなるから、それは適応的なことでもあった。

　また、こちらの図（図3.5）は「戦士」を示している。そのどれにも「肩を強調している」という特徴がある。これは私たちが毛深かった頃、肩に毛が生えていて、相手を攻撃するときにそれが逆立って肩が大きく見えたことのなごりだという。「肩が張っている」のは威嚇のサインなのである。そう言えば、いか

第3章　心の生物学の基礎

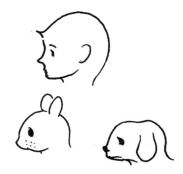

図3.4　幼体の特徴（文献3に基づいて描く）

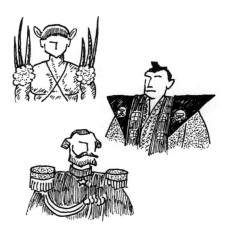

図3.5　戦士の特徴（文献4に基づいて描く）

にも颯爽と見える仕事着は肩がツンと突っ張っている[4]。

　エソロジーは、私たちの中に動物が棲んでいることに気づかせてくれた。

　その後、エソロジーから「社会生物学」が起こり、それに影響を受けた「進化心理学」が生まれて今日に至っている。進化心理学では「淘汰」と「適応」という観点から人間も含めた動物の行動を理解しようとする。

動物の行動からいかに学ぶか？

　これからの私の話の中には随所に動物実験が出てくる。
　今日でも医学研究では多くの動物実験が行われるが、これは全体として縮小

の傾向にある。細胞を使った研究やシミュレーションによる研究が進み、「本当に生きた動物を使わなければならないのか？」が厳しく問われるようになったのである。代替法がない場合に限って動物実験が認められる。そのさいも、できるだけ使う動物の数を減らすように、動物に苦痛を与えないように、万全の配慮が求められる。

こういうことで、昔に比べて動物実験はやりにくくなったという声を聞く。しかし私はそうは思わない。この動向は全体として研究のレベル向上に貢献している。使う動物の数を減らすということは、敏感な実験系が求められるということである。動物の苦痛を減らすためには、微妙な実験操作の影響をはっきりとらえる工夫が必要である。

そのうえで動物実験を行う理由は、人体実験の許されない領域、たとえば脳の操作などに踏み込むという理由もあるが、これはどちらかというと消極的な理由である。

動物実験は、ミニチュアの環境を作って、そこでの動物の振る舞いを観察する。むしろこっちの方に大きな意味がある。私たちは細心の注意をはらって行動の観察をするが、人間の日常生活にはさまざまな雑音（ノイズ）があり、「見たいものをはっきり見る」には限界がある。動物実験は、動物の日常生活の中から観察したい特性をクローズアップし、その他の特性をフェードアウトするように設計される。私たちはそこで特定の精神機能の働きを拡大して調べることができる。

日常生活を普通のドラマ映画だとすると、動物実験は特撮映画のようなものだと私は思う。私たちはそのフィルムから「ネズミはこんなときにはこんなことをする」、「その神経科学的な背景にはこんなことがある」ということを調べる。それは「もしも人間だったらこうだろう」という想像につながっている。動物実験はまず日常生活のミニチュアをどのように作るかという能力を鍛える（ここが私らの腕の見せどころ）。それからこの想像力を鍛える。

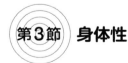

第3節　身体性

体を知る

まず、症例をひとつ紹介しよう。

第3章　心の生物学の基礎

　患者は44歳の男性。主訴は気分の強い落ち込みだった。倦怠感も強く、表情に乏しかった。過去にうつ病と診断された経歴があった。また、漠然とした愁訴も訴えた。医師はうつ病に加えて男性更年期障害を疑い、抗うつ薬とテストステロン補充治療を開始した。患者は「楽になった感じがします」と言い、いったんは終診となった。
　ところがその1年8ヵ月後、患者は強い疲労感を訴え、再び外来にやってきた。今度の医師は再度カルテを丹念に読み、ある症状に着目した。それは眼瞼下垂である。うつ病で眼瞼下垂が起こることはない。ひょっとしたらこの人はうつ病ではないのではないか？　そこで、追加の検査が開始された。筋電図の検査も行われ、最終的に「成人第Ⅱ型の重症筋無力症」という診断がくだった。それから本格的な治療が始まった（「週刊医学界新聞」2014年4月7日号）。

　この症例を考えるに、最初の医師が眼瞼下垂を記録していたことが良かった。2人目の医師がそれを見落とさなかったのも良かった。漠然と「うつ病だ」と考えられていたら、いつまでも効果のない投薬が続けられただろう。まして、身体疾患に対する感性のない心理士の手にかかってえんえんとカウンセリングが行われていたら何が起こっていたか、想像するのもおそろしい。もちろん、主訴が気分の落ち込みである以上、それに対する心理的なサポートはあっても良い。だが、それをいくら続けても寛解には至らない。
　「心」について考える人が心臓や血管の生理学、骨格や筋肉の構造や機能、泌尿器や生殖器の働きを知らないのは困ったことである。「体」があって「心」がある。「体」と「心」を切り離して考えてはいけない。

心身二元論と一元論

　体のことを考えずに「心」のことだけを考えていると、いつしか心と体は別のものだという考えに行き着く。これを「心身二元論」という。デカルトがこの考えを主張した人として知られている。
　二元論を推し進めると、肉体がなくなっても「たましい」は生き残るという考えになる。この考えはどうだろう？　正しいのか？　もちろん「たましい」という概念に意味がないとは思わない。死者を尊重する態度や、死者が私たちを見守ってくれているという思いを捨てろと言うわけではない。だが、それはあくまで生者が思うことである。
　二元論を逆の方向に推し進めるとどうなるかを考えよう。
　すると、「たましい」のない身体だけの人間が存在することになる。そういう

存在は当然人権を持たない。人権を持たないからどんなひどいことをやっても良い。そうではないか？　「たましいの尊重」は裏を返すとこういうことになるのである。

　私は、「心」の存在も疑うくらいだから、当然、二元論的な立場はとらない。「心」のように見える組織化された行動は体の動きである。行動主義を唱えたワトソンは、たとえば「思考」というのは結局のところは言葉で、喉にセンサーを取り付ければ「思考」がわかるだろうと言った。20世紀初頭にはこういう考えは笑われたものだが、いまでは誰も笑わない。喉のセンサーは有効ではないとしても、脳の活動を調べれば「何を考えているか」に迫ることは（部分的にだが）できるようになった。だが、そちらに話を進める前に、身体と精神についてどんな仕事が行われてきたのかを振り返ろう。

精神生理学

　現代心理学の基礎を築いた偉大な人物の一人が、ロシアのイヴァン・パブロフであることに間違いはない。パブロフのイヌの話はすでに書いた。

　パブロフが観察したのは唾液の分泌、つまり「腺」の活動だった。これはちょっと不思議なことではないだろうか。というのも、いまの心理学ではあまり「腺」の活動を研究する人がいないからである。私たちはもっと「腺」の活動を取り上げても良いと思う。

　また余談で恐縮だが、「パブロフの犬」は誰でも知っていることであるのに、実験の追試は少ない。実は、パブロフがやった手術、つまりイヌの唾液腺を切開して体外に唾液を漏出させるという手技はたいへん難しいのだ。私たちも仕事の必要でこれを試したことがあったが、なかなかうまく行かなかった。

　話を元に戻し、生理的な活動を指標にして心身の相関を研究する領域を「精神生理学」という。脳波や筋電図の測定も精神生理学の領域に入る。この頃では内分泌系や免疫系の活動を指標に取る研究も増えた。もっとも、精神生理学の研究は、測定機器が高価だったり、測定に技術を要したりすることが多いので、どこでもできるわけではない。

　私がまだ教養課程の学生だった頃、「体育の研究者が被験者を探している。何か謝礼をくれるらしい」というので体育実験室に行ったことがある。

　グラウンドの片隅のプレハブの建物に入ってみると、ひげ面の若い男性が笑顔で立っていた。狭い研究室にはわけのわからない測定機器が雑然と並んでいた。私は図3.6のように円盤をまわし、小さな白い点をペンで外れずにたどるという課題をやらされた。そのときに利き手でない方の指先にカフを巻いた。

第3章　心の生物学の基礎

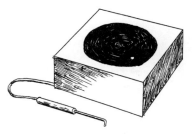

図3.6　回転追跡盤

それで指先の血流量がわかるのだという話だった。この課題は簡単なように見えるがなかなか難しい。とくに回転数が上がるとしばしばペン先が軌道から外れた。

しばらく実験した結果を見せてもらうと、ペンが軌道から外れそうになったときに、指先の血流量が見事に増えているのだった。

「心理と生理の境目は面白いよ」とその研究者はにこにこ笑った。私も何となく面白いと思った。

3年生になってから、あまり面白くないと思っていた実験実習の中で、学生たちが湧いたのが、指先の電気抵抗を測って精神的な緊張度合いを知るというものだった。まずこれは仕掛けが面白い。電極をつけるところをアルコールで消毒したり、アンプの調子を整えたりするので、いかにも「科学」という感じがする。記録紙が流れ始め、ぶるぶる震えるペンが軌跡を描き始めると、それだけで何か重大な秘密がわかるような気がしてうきうきする。

ところがこの実験はうまく行かなかった。基線が安定せず、いろいろな言葉を聞かせて反応を調べたのだが、思ったような反応が出ない。「海」とか「山」とかいう普通の言葉を聞かせたときと、「血」とか「セックス」とかいう、どきっとするような言葉を聞かせたときの反応の違いを見ようとしたのだが、いっこうに違いが出てこなかった。生理的な測定は難しいということだけはわかった。

その20年後に私が筋電図で人間のまばたきを調べたり、唾液のアミラーゼを分析したり、さらには動物の脳内の化学物質を測定したりすることになるとは思いもよらなかった。そしてこのときにも、基線が安定しない、ノイズが入る、期待したほどの影響が出ないということにはさんざん悩まされた。

自律神経系

　身体と精神の関係を考えるときに、まずおさえておかなければならないのは自律神経系である。
　ご承知のとおり、交感神経系と副交感神経系が身体の諸臓器を拮抗的に調節している。交感神経系は緊急のとき、体に蓄えたエネルギーを一挙に放出しなければならないときに働く。心拍は増加して体のすみずみに酸素を運び、瞳孔は散大して対象をよく見ようとし、アドレナリンが放出されてグリコーゲンを分解し、消化管の活動や生殖器の活動は抑えられる。食物を消化したり繁殖行為にいそしんだりしている場合ではないからである。これとは逆に、副交感神経系は主に休息期、体にエネルギーを蓄えるときに働く。
　自律神経系の反応は「心」の影響を大きく受ける。
　たとえば、任意の2ケタの数字から暗算で6（あるいは7）ずつ引いていく、といった課題を5分間やってみるだけで心拍数は増加する[5]。外科医が難しい手術をやっているときにも交感神経系の活動が亢進している[6]。
　私はNHKに頼まれて「ゾッとするとなぜ鳥肌が立つのか？」を実験したことがあった。薄気味の悪い洋館に被験者を案内し、鏡に囲まれた部屋の中でホラー映画を見てもらう。そのときの被験者の腕を特殊なカメラで大きくクローズアップして撮影すると、たしかに被験者が「ビクッ」としたときに、腕のやわらかい毛がピクンと立つのが見えた。これも交感神経系の活動である。
　このように、交感神経系の活動は緊張やストレスといった場面でとらえることができる。

ストレス

　ストレスは医学的にも心理学的にも重要な問題である。
　「ストレス」という概念を提唱したのはウィーン生まれの生理学者ハンス・セリエであった（図3.7）。この言葉はもともと物理的なゆがみやひずみを指す。
　セリエはラットに寒冷、温熱、騒音といった刺激を与えると、その種類にかかわりなく、消化管の潰瘍、副腎の肥大、胸腺の退縮という三大症状が起こることを発見した。これは、そのような「力」から身を守るための反応が頑張りすぎて疲弊したときに起こる変化だとセリエは考えた。こ

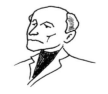

図3.7　ハンス・セリエ

第3章 心の生物学の基礎

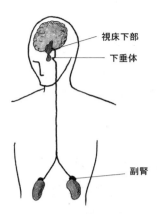

図3.8 視床下部−下垂体−副腎（HPA）系

のような刺激が「ストレッサー」、こうした変化が「ストレス反応」である。だから「日常生活にストレスが多い」という言い方は本当は正しくなく、「ストレッサーが多い」というべきなのである。このストレス反応を司っているのが、視床下部−脳下垂体−副腎という経路で働く一連のホルモンである（図3.8）。

セリエの「ストレス学説」は心理学にも大きな影響を与えた。セリエは「精神的な緊張もストレッサーになる」と言ったからである。コルチゾールやアミラーゼなど、ストレスの程度に応じて動くバイオマーカーがあり、心理学の研究にも盛んに使われている。

私は以前、国土交通省が行った「通勤ストレスに関する研究」のアドバイザーになったことがある。首都圏に通勤する人に協力してもらい、心理的なストレスやコルチゾール、アミラーゼの活性などを調べた。その結果としてわかったのは、長時間の通勤が必ずしもストレスになっているとは限らないということであった。面白いことに、「乗り換え」がストレス低減に役立っていた。電車を降りてしばらく歩き、また別の電車に乗る。その間にいろいろなお店を見たり、広告を見たりする。構内にはおいしそうなそば屋があったりする。足を使うから少しは運動にもなる。こういうことが気分転換になっているのだろう。

適当にストレスを解消しないと、身体に悪い影響がある。このことはよくご存知の通りである。次にそれを見よう。

免疫

　セリエの見つけた徴候のうち、胸腺の退縮は免疫機能の低下を意味している。実際、免疫と行動や精神の間には深い関係がある。

　辛い生活を送っていると病気になりやすいというのは本当だ。今日では古典的になった論文によると、日常生活で多くのストレッサーを感じている人ほど上気道感染（つまり風邪）を起しやすい[7]。ストレス反応のひとつとして免疫機能が低下しているためだと考えられる。

　もっと衝撃的な実験もある。免疫反応のひとつとして花粉症のようなアレルギー反応がある。花粉のような抗原が体の中に入ってきたときに免疫機能を担う細胞が抗体を作り出し、それによって血管の透過性が亢進したり痒みを起す物質が放出されたりする。この「抗原抗体反応」がパブロフの原理で、もともと抗原ではない刺激に条件づけられるのである。ラットにⅠ型アレルギーを起す抗体とサッカリン溶液を一緒に与えると、サッカリン溶液だけで血漿のヒスタミン濃度が上昇する[8]。

　また、これもラットの実験だが、ラットに腎臓移植をして、拒絶反応を抑えるためにシクロスポリン（免疫抑制剤）を投与する。シクロスポリンとサッカリンを一緒に投与すると、サッカリンだけで拒絶反応が抑制される。いわば「プラセボ効果」のようなものだが、免疫機能でもプラセボ効果が見られるわけである[9]。

　脳と免疫系との間にはクロストーク（対話的な相互関係）がある。

　免疫を担うT細胞やNK細胞にはアドレナリンや神経伝達物質の受容体がある。また、脳には免疫細胞から放出される「サイトカイン」という化学物質（さまざまな物質の総称）の受容体がある。

リトルブレイン

　体内には化学物質を仲立ちにした情報伝達経路の一大ネットワークがある。神経系、内分泌系、免疫系、これらはそれぞれバラバラのものではない。神経系の情報伝達は電気的なものと思われているかも知れないが、神経細胞と神経細胞の間には「シナプス」と呼ばれるわずかな隙間があり、これを超えて情報を伝えているのは「神経伝達物質」という化学物質である。神経伝達物質は近傍の細胞に情報を伝える。化学物質を血流に乗せて遠くの臓器にまで信号を伝えるのは内分泌の仕事、臓器の状態を脳に伝え、脳からの指令で臓器の反応を

第3章　心の生物学の基礎

コントロールするのが免疫系の仕事である。

　脳は全身のすみずみと通信している。

　全身の諸臓器は脳の指令を受けて受動的に動いたり止まったりするだけではない。ある程度は自律的に「自分で考えて」適切な動きをしている。

　その例が腸である。ある人は、「脳の中にある化学物質はほとんどすべて腸の中にある」と言う。腸は自分で考えて動きを活発にしたりゆっくりにしたりする。腸の上皮細胞にある感覚神経・介在神経・運動神経がセットになって腸内の水分とイオンの恒常性を維持している[10]。だから腸は「リトルブレイン（小さな脳）」とも呼ばれる。

　これに関連して最近注目されているのは腸内の微生物である。腸内細菌、腸内フローラと呼ばれるこれらの微生物は、かき集めるとヒトでは約1キログラムの重さになる。腸内微生物は迷走神経、免疫系、サイトカインを介して脳と連絡を取っている。実際、これらの微生物の中にはGABAやノルアドレナリン、セロトニンといった神経伝達物質を産生するものもある。腸内微生物と脳の活動の関係はまだよくわかってないが、腸内微生物を持たないマウス（germ-free）を作ることはできる。こうしたマウスを使って行動や脳の研究が進んできた。現在までに調べられたところでは、認知機能の発達、ストレスに対する抵抗性、社会行動などに腸内微生物が関係している可能性があるという[11]。

　考えたら、腸だけでなく、このような「リトルブレイン」は他にもあるだろう。心臓にも局所的な神経回路があり、自律的な活動を調節している。その一方で心臓は胸部内の他の神経節と連絡を保ち、さらには脳との間にも連絡を取り合っている[12]。血管も脂肪細胞も腎臓も「リトルブレイン」として働いているかも知れない。

第4節　神経と脳

脳の地図

　19世紀末のこと、南ドイツのバヴァリア（バイエルン）にルードヴィヒII世という王様がいた（図3.9）。国情をかえりみず、中世の騎士にあこがれ、ノイシュヴァンシュタイン城という壮麗かつ時代錯誤の美しいお城を作った。ディズニーランドにある

図3.9　ルードヴィヒII世

シンデレラ城のモデルと言われる。音楽家のワグナーを崇拝し、国政を傾けるほどの巨費を投じてワグナーを擁護した。この王は心のバランスを崩し、1886年6月13日深夜、湖に小舟で乗り出して謎の死を遂げる。森鷗外の『うたかたの記』にこの王をめぐる話が出てくる。

このとき侍医のベルンハルト・フォン・グッデン教授も王と一緒に命を落とした。

グッデンの名前は今日それほど有名ではないが、脳科学に大きな貢献をした。その貢献とは、脳の切片（スライス）を作ることである。スライスを作ることができるようになったので、動物の脳でもヒトの脳でも、どこに何があるかが示せるようになり、解剖学や生理学の研究がおおいに進んだ。

今日、動物実験をする私たちにはマウス、ラット、サルといった動物の脳地図が手に入る。ラットを例にとるとこんなものである（図3.10）[13]。ラットやマウスの脳手術をするときには、麻酔をかけて両耳の孔の少し下にあるくぼみに「イヤーバー」と呼ばれる鉛筆のような棒を挿入し、前歯をフックで留める。こうすると頭はがっちり固定され、胴体を動かしても微動だにしない。

この状態で頭骨を露出すると図3.11のようにいくつかのプレートが見える。矢状縫合と冠状縫合の交点が「ブレグマ」で、ヒトで言うと大泉門にあたる。ここから前方あるいは後方に何ミリ、右あるいは左に何ミリ、頭骨からの深さ何ミリの位置にどういう神経核があるということがわかっているので、ブレグ

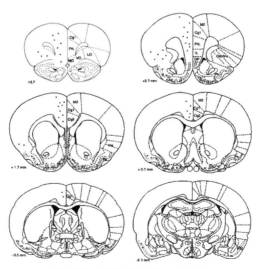

図3.10 脳地図（文献13を改変）

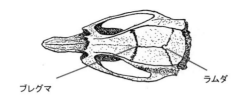

ブレグマ　　　　　　　ラムダ

図3.11　ブレグマとラムダ（文献12に基づいて描く）

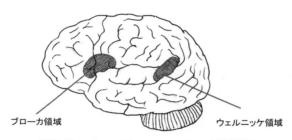

ブローカ領域　　　　　　ウェルニッケ領域

図3.12　ブローカとウェルニッケの言語領域

マを原点にして目標の位置に電極やプローブを持って行く。

　いま私の職場にはラットやマウスの心臓や肝臓の手術の達人が何人もいるが、こういうぐにゃぐにゃしたものに比べると、脳の手術は「器用さ」という点では難しくない。

　この地図づくりに生涯をかけた神経科学者をジョージ・パキシノスという。ギリシャ出身でオーストラリアにいるが、もともと心理学者である。自分で動物の脳を手術するときに地図がないと不便だから作り始めた。パキシノスが慶應大学の招きで日本に来たとき、私は一緒に食事をし、ウナギを食べた。とても温厚な紳士であった。息子はパンクロックが好きな若者で、私は東京を案内したが、パンクロックが聴けるところを知らないので困った。

局在論

　このような地図を頼りに仕事をするということは、脳の中の特定の部位には特定の機能があると考えているのである。その考えは19世紀にさかのぼる。
　1861年、フランスの医師ポール・ブローカは、言葉の意味はわかるが話す方は「タン」としか言えない症例を報告した。患者が亡くなってから脳を剖検してみると、図3.12左のような大脳の左半球の一部に病変があった。ブローカはダーウィンの進化論に強く影響を受け、比較解剖学の研究もやっていたから言

語に興味があったという。

　そのおよそ10年後の1874年、ドイツの医師、カール・ウェルニッケはこれとは対照的に、べらべらといろんなことを話すが意味になっておらず、聞いた言葉の意味もわかってない症例を報告した。この症例の脳には図3.12右の部位に病変があった。

　前者を「運動性失語」、後者を「感覚性失語」ということはご存じと思う。これらの症例は「言葉を理解し、話す」という巧妙で複雑な機構が、脳のたった一部が損なわれただけでダメになってしまうことを示すものであった。

　脳の医学はこれで俄然いきおいづいた。脳の中では機能が局在している。この場所は何、この場所は何と、はっきりと受け持ちがある。当時は脳の病理を調べるには死後脳を剖検するほかはなかったが、生前の臨床症状を詳しく調べておけば、脳のどこがどういう機能を担っているかがわかる。これが脳機能の「局在論」と言われる立場である。

　局在論は「神経心理学」と呼ばれる研究領域を進歩させた。腫瘍や外傷などによって脳の一部が傷つくと、失語、失認、失行といったいろいろな症状があらわれる。どこの病変によってどんな症状が出るかを突き止めれば、脳に局在している機能がわかるはずである。神経心理学は高次神経機能の秘密を次々に明らかにしていった。

全体論

　ブローカの発見からおよそ30年後の1907年、ドイツのアロイス・アルツハイマー博士がオーギュスト・Dと呼ばれる初老の女性症例を報告した。この女性は強度の被害妄想・猜疑心で受診したが、その後ほどなくして極度の記憶障害を発症し、自分が誰だか、周りの人が誰だかわからなくなり、やがて全身が衰弱して死亡した。脳を剖検してみると、脳はまんべんなく（瀰漫性という）萎縮しており、神経組織の中にゴミのような斑点があった（図3.13）[14]。これが今日有名なアルツハイマー病の最初の報告である。

　アルツハイマー病は脳のどの場所がやられているということはない。どこもかしこも（進行に差はあっても）一様にやられる。

　こういうところを見ると、脳は全体として働いているように見える。このような考えが機能の「全体論」である。

　失認や失行といった神経心理学の研究をしながらも、ゲシタルト心理学の影響を受けたクルト・ゴールドシュタインは、失認や失行の症状は「全体の中の局在」と考えるべきで、脳は全体として働いていると考えた。

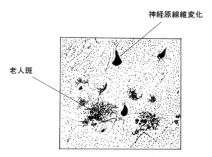

図3.13　老人斑と神経原線維変化（文献14を参考に描く）

　局在論と全体論はときに対立し、ときに折り合いながら進んできた。
　ある程度の局在を仮定しないと脳の研究は進まない。事実、要素的な機能は局在している。しかし、その要素同士の組み合わせが新しい機能を担い、結局脳は全体として調和のとれたひとつのシステムとして働いている。妥協的なようだがこんな考えがいまでは広く信じられている。私のこれからの話はやや局在論に傾いているかも知れないが、脳全体のシステムという視点は失っていないつもりである。

神経科学の発展

　今日では「脳科学」という言葉がずいぶん有名になった。
　テレビや週刊誌などのメディアでさかんに活躍している「脳科学者」はいったい何を研究しているのか、文献を検索してもよくわからない。私もこういうポップな脳科学者を何人か存じ上げているが、その方々は研究者向けに話をするときは地味で、むしろ慎重なのである。専門家用の顔と一般用の顔を使い分けているのだろう。
　かく言う私もテレビに誘われたことがあるが、実はもうこりごりである。ああいうのは最初からプロデューサーがストーリーを組み立てている。打ち合わせでは「ここんとこ、サイエンス入ってま〜す、という調子でお願いしたいんです」などと言われる。これには驚いた。科学はトイレの扉を叩いたときの返事のようなものなのだ。
　実験でわかっていることを実社会に結びつけると、どうしても飛躍する。そのことを私の前の上司は「捏造感」と呼んでいた。わかりやすい工夫をしたつもりがそうはとられていない。捏造感バリバリの話はしたくない。しかし、テレビ局（ほとんどは下請けの制作会社）はともかく、知人のたっての要請とあれ

ば断りにくい。今後もちょっとは捏造感の漂う話をするかも知れない。「わかりやすい話」なのか「トンデモ話」なのか、その線引きが難しい。

　これほど脚光を浴びる前、「脳科学」という言葉が作られる前から、科学者たちは地道な仕事を続けていた。それは「脳」だけに限った話ではないので、私は「神経科学」という言葉を使いたい。パブロフもフロイトも神経科学を目指したが、当時は良い研究方法がなかったので、彼らの「脳と神経」への熱意は仮説の段階にとどまっていた。

　生体の電気現象である神経の活動をつかまえるには、高性能の増幅器が必要だった。ドイツのハンス・ベルガーが脳波を発表したのは1929年である。日本で言えば昭和4年にあたる。私にはまだそれほど昔のことには感じられない。ベルガーは超常体験に興味を持って脳の研究を始めたのだという。最初の脳波測定で用いられた電極は頭皮の下に外科的に植え込むものだった。余談だがベルガーはナチズムの台頭によって気の毒にも自殺を余儀なくされた。

　1930年代から40年代にかけて共同研究をしていたケンブリッジ大学のアンドリュー・ハクスリーとアラン・ホジキンは、神経細胞の中のイオンのバランスが崩れることによって、電気的な興奮が起こると考えた。最初は神経科学でよく使われるカエルを使ったが、その後対象をヤリイカに移した。ヤリイカの体の中には巨大な長い神経細胞があり、研究しやすいからである。彼らはその中身を小さなローラーで押し出し、そのかわりにいろいろな組成のイオンを含んだ液体を注入して細胞膜の電位を測り、この仮説を検証し、神経興奮の数理モデルを作った。

　こういう研究にも高性能の増幅器が欠かせない。また、たくさんのデータを処理し、数学的なモデルを作るためにはコンピュータも必要である。それらの技術は、皮肉にも、第二次世界大戦で進歩した。軍事技術が民生用に転換されて、神経科学の発展を促したのである。ホジキンとハクスリーの仕事は1950年代になって（いちおう）完成した。その頃にはオーストラリアのジョン・エックレスが、シナプスを越えて電気的な興奮が別の神経細胞に伝わることを発見していた。1950年代は生物科学の黄金時代である。DNAの二重らせん構造が解明されたのも1950年代、神経細胞がホルモンを分泌することが証明され、神経系と内分泌系がひとつの糸でつながったのも1950年代、精神科の最初の治療薬ができたのも1950年代であった。

　1970年代になるとアメリカのエドワード・エヴァーツがサルの運動皮質に微細な電極を植込み、腕を動かしているときの神経活動の記録に成功する。この技術と心理学の実験法を活かして、日本の二木宏明と久保田競が前頭葉の神経活動に踏み込む。こうして神経科学は「心の実体」を見る時代に入って行った。

あれから40年、現在では、神経細胞の中のたったひとつのイオンチャネルが開いたり閉じたりするのがわかる時代になった。細胞の中のカルシウムイオンの濃度を画像で示すことができ、まさにいまこのシナプスが働いていることが目に見える時代、生きた人間の脳でどこが活動しているかが画像解析によって推測できる時代である。神経科学は「分子と画像と数理の時代」に入った。しかし、いまでもその基本は、電極を刺して活動を拾うこと、ノイズの少ないきれいな「波」を見ること、その「波」に起こったわずかな「さざ波」のような変化を見逃さないことなど、古典時代から受け継がれた技術である。そこには職人のような名技性（ヴィルトゥオジティ）が要求される。テレビ向けのおしゃべりとは違うのだ。

神経細胞

　神経細胞の内側と外側にはイオンのアンバランスがあり、通常は内側の電位の方が約80ミリボルトほど低い（静止膜電位）。何かのきっかけがあるとナトリウムイオンが通過する孔が開き、細胞の外側からプラスの電荷を持ったナトリウムイオンが流入してくる。これで細胞内の電位は一挙にプラス側に傾き、あるレベルを超えると活動電位が発生する。

　その状態は近隣のナトリウムイオンチャネルを次々に開口させ、活動電位は細胞の中を伝わっていく。このままでは細胞は疲弊するから、細胞はカリウムイオンを通過させる孔を開き、とりあえず細胞内の陽イオン（カリウムイオン）を外に出す。こうすると内側にナトリウムイオン、外側にカリウムイオンが多く、最初の状態と逆になっている。そこで、エネルギー（ATP）を使うポンプが働いてナトリウムイオンを汲み出して元に戻す。

　これが神経細胞が電気的に興奮する仕組みだが、実は筋肉と同じである。不整脈の勉強のときに心筋細胞のイオンチャネルについて習ったことがあっただろう。筋肉の細胞も活動電位を発生させるから筋肉が収縮する。筋肉と神経は親戚である。しかし、神経細胞は自分では形を変えない。神経細胞の特徴は電気的に興奮することと、末端（神経終末）から化学物質を分泌することである。

　活動電位が神経細胞の終末まで伝わると、カルシウムイオンを通過させる孔が開く。これによって、化学物質（神経伝達物質）を蓄えていた小胞が細胞膜のところまで移動する。この小胞が細胞膜と癒着すると開口し、神経伝達物質が放出される（図3.14）。

　神経伝達物質は神経細胞と神経細胞の隙間（シナプス間隙）に拡散し、相手方の神経細胞膜の受容体たんぱく質に結合する。そうすると相手方のイオンチャ

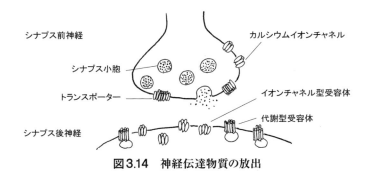

図3.14　神経伝達物質の放出

ネルの様子が変わり、活動電位が発生しやすくなったり（興奮性シナプス）、しにくくなったり（抑制性シナプス）する。

結合した神経伝達物質は受容体から離れ、輸送体（トランスポーター）というたんぱく質の働きでシナプス前の神経細胞に回収されたり、酵素で分解されたりする。

神経伝達物質は血液から取り込んだアミノ酸などをもとにして神経細胞で合成される。モーターたんぱく質という物質が合成された伝達物質を終末近くまで輸送し、輸送体（細胞の中の輸送体）がそれをシナプス小胞に格納する。

神経細胞の中で働いているたくさんの「分子装置」のことはかなり詳しくわかってきた。神経系に影響を与える医薬品や毒物は、こういう「分子装置」の働きを変える。

脳

ヒトの脳の大きさはおよそグレープフルーツほどで、意外に小さい。小さいが重さはグレープフルーツの3倍ぐらいあり、成人男性で1.4キログラムぐらい、女性で1.2キログラムぐらいである。当然ながら、重さと能力の間に関係はない。この中に千数百億個の神経細胞と、そのおよそ50倍ほどの数のグリア細胞が詰まっている。グリアというのはグルー（にかわ）から来た言葉で、昔は脳の構造を作るためのただの詰め物だと思われていたが、現在では神経細胞との間で活発な化学物質のやりとりをし、神経活動を調節していることが知られている。実際、これらの細胞は「神経幹細胞」という同じ細胞の芽からできる。

脳は複雑な構造を持った器官で、脊椎動物の進化が集約された形になっている。ヒトの脳の基本構造は5億年前のサカナの化石のものとそんなに変わらない。それをごく簡略に言うと、5つの神経の玉である（図3.15）。

第3章 心の生物学の基礎

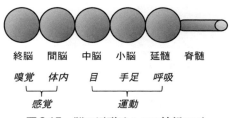

図3.15 脳の原形は5つの神経の玉

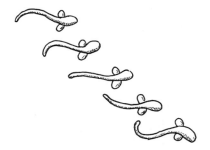

図3.16 脊椎動物の進み方（文献15に基づいて描く）

　背骨の中を脊髄が走り、感覚情報を集約して中枢に送り、中枢から運動指令を受け止めて筋肉を動かす神経に伝える。その先端が最初の玉、延髄となる。延髄はこうした情報をいったん集約して中継し、心臓の拍動や呼吸といった生命維持に欠かせないリズミカルな運動を司る。
　そのやや上に小脳がある。小脳も運動にかかわっている。脊椎動物の特徴は体の左側と右側を規則正しく収縮させて前に進むことである（図3.16）[15]。この点ではウナギが泳ぐのもヘビが這うのも、ラットが歩くのも人間の乳児がハイハイをするのも変わらない。このときに「右－左－右－左」と規則的な命令を出すのが小脳である。小脳はまた運動を修正する学習機能も持っている。
　3番目の玉が中脳である。中脳は感覚と運動を統合する反射の中枢で、爬虫類では最も上位の中枢である。光が見えた方に思わず目が向くとか、体が傾いたときに元に戻すとかいった機能を司っている。延髄から中脳までを合わせて「脳幹」と呼ぶこともある。
　4番目の玉は中脳と大脳をつなぐ間脳で、感覚入力と運動出力の中継点（視床）、自律神経系とホルモン分泌の中枢（視床下部）であり、体内環境を一定に保つ役割をしている。
　その上に大脳（終脳）がある。もともとは嗅覚を集約する神経の玉であった

らしい。いろいろな感覚情報を寄せ集め、その場にふさわしい行動を決める場所である。大脳の表面が大脳皮質であり、高等な動物になると面積が拡がって頭骨の中におさまらないのでしわがある。大脳皮質と視床、脳幹を結ぶのが「大脳基底核」で、運動の制御に大きな役割を果たしている。大脳の表面からは見えない構造（海馬や扁桃体など）を「大脳辺縁系」という。記憶や感情に重要なシステムで、系統発生的にはやや古い構造である。

ヒトは二足歩行するようになり、大脳があまりにもふくれあがったために、ヒトの脳はこんな素直な串団子のような格好はしていないが、基本的な構造は保たれている。脳はまず生命維持のための器官であり、体を動かすための器官である。私たちの精神機能も、要は「生きる」ためにある。

自由意思

いまの私は薬理の現場にいて、肝硬変から心筋梗塞、関節炎、膀胱痛と、来た仕事は何でもやるので、おもてだって脳の研究はやってないが、数年前までは生理学や生化学の方法を使って脳を調べることをやっていた。それは結局、目に見える行動に先立って脳の中では何が起こっているかを知ろうとするのであった。脳がやっていることは一種の情報処理である。感覚の刺激があって、それが記憶と照合されて、体内環境から起こる欲求などとも組み合わせられて、体の運動が起こる。この流れをつかまえるのが私らの仕事であった。それは部分的には突き止められる。だが、それをとことんまで突きつめていくとどうなるだろう？　動物はこんなときにこんなふうに動くということが予測できるはずである。もちろん、その動物の中には人間も含まれる。そうするとこの一連の情報処理の中のどこに私たちの「自由」があるのだろうか？

自由な意思を持つ人間というのは、とくに近代の西洋では、とても大切な考えだったはずである。私たちには自由があるから責任もある。そういう人間どうしの利害がぶつかるから、自由な意思で契約を結ぶ。それがこの社会の根幹である。

しかし、このところの神経科学は、そういう「意思」の力に疑問を投げかけている。ひょっとしたら「自由」は幻想かも知れない。科学は正確な予測を目指す。それが成功した分野では、たとえば何月何日の何時何分何秒から日食が始まるというようなことが正確にわかる。やがては人間の行動もそうやって予測できるようになるだろうか？　そういうことはありそうにないが、それは人間の脳や行動が複雑だからだろうか？　それならば「複雑系」と言われるように、この頃、複雑なシステムを相手にする科学が進んできたから、それが進歩

したあかつきにはどうなるのだろう？　いや、自由というのはそういう「予測できない隙間」にちょっとだけ存在しているのではなく、もっと大事なものだったはずだ。

　この問題は難しくていまの私にはわからない。いろいろ考えてはいる。とくに私は「依存症」という病気を専門にしているから、不自由な世界から逃れようとして、かえって逃げ場のない「不自由のきわみ」に自分を追いつめてしまった人をたくさん知っている。あなたの患者はどうだろう？　あなた自身はどうだろう？

引用文献

1) Hornetという風刺雑誌に出たカリカチュア（https://amphilsoc.org/library/lobbyexhibit/darwin/case4）
2) Bolles RC : Species specific defense reactions and avoidance learning. Psychological Review 71 : 32-48, 1970.
3) N. ティンバーゲン（丘直通・訳）：動物の行動. ライフ・ネーチュア・ライブラリー 3, パシフィカ, 1977, p92.
4) I. アイブス＝アイベスフェルト（日高敏隆・久保和彦・訳）：愛と憎しみ―人間の基本的行動様式とその自然誌. みすず書房, 1986, p27.
5) Fonkoue IT, Carter JR : Sympathetic neural reactivity to mental stress in humans : Test-retest reproducibility. Am J Physiol Regul Integr Comp Physiol, 2015 : ajpregu.00344, 2015.
6) Yamanouchi K, Hayashida N, Kuba S, Sakimura C, Kuroki T, Togo M, Katayama N, Takamura N, Eguchi S : Increase in Operator's Sympathetic Nerve Activity during Complicated Hepatobiliary Surgery : Evidence for Surgeons' Mental Stress. Tohoku J Exp Med 237 : 157-162, 2015.
7) Cohen S, Tyrrell DA, Smith AP : Psychological stress and susceptibility to the common cold. N Engl J Med 325 : 606-612, 1991.
8) Pacheco-López G, Niemi MB, Kou W, Härting M, Del Rey A, Besedovsky HO, Schedlowski M : Behavioural endocrine immune-conditioned response is induced by taste and superantigen pairing. Neuroscience 129 : 555-562, 2004.
9) Exton MS, von Hörsten S, Schult M, Vöge J, Strubel T, Donath S, Steinmüller C, Seeliger H, Nagel E, Westermann J, Schedlowski M : Behaviorally conditioned immunosuppression using cyclosporine A : central nervous system reduces IL-2 production via splenic innervation. J Neuroimmunol 88 : 182-191, 1998.
10) Cooke HJ : Role of the "little brain" in the gut in water and electrolyte homeostasis. FASEB Journal 3 : 127-138, 1989.
11) Dinan TG, Stilling RM, Stanton C, Cryan JF : Collective unconscious : how gut mi-

crobes shape human behavior. J Psychiatr Res 63:1-9, 2015.
12) Armour JA：Potential clinical relevance of the "little brain" on the mammalian heart. Exp Physiol 93:165-176, 2003.
13) Paxinos G, Watson C：The Rat Brain in Stereotaxic Coordinates, 6th ed., Elsevier, 2006.
14) 文部科学省，科学技術動向（2002）（http://www.nistep.go.jp/achiev/ftx/jpn/stfc/stt011j/feature2.html）
15) 藤田哲也：心を生んだ脳の38億年．岩波書店，1997，p63.

参考文献
・C. ダーウィン（浜中浜太郎・訳）：人および動物の表情について．岩波文庫，1991.
・M. リドゥリー（中牟田潔・訳）：新しい動物行動学．蒼樹書房，1988.
・I. アイブス＝アイベスフェルト（日高敏隆・久保和彦・訳）：愛と憎しみ－人間の基本的行動様式とその自然誌．みすず書房，1986.
・D. モリス（藤田統・訳）：マンウォッチング．小学館文庫，2007.
・W. ギャノング（松岡幸次郎，他・訳）：医科生理学展望　第15版．丸善，1992.
・神庭茂信：こころと体の対話－精神免疫学の世界．文春新書，1997.
・時実利彦：脳の話．岩波新書，1962.
・F. E. ブルーム（久保田競・中村克樹・監訳）：新・脳の探検：脳から「心」と「行動」を見る（上下）．講談社ブルーバックス，2004.
・理化学研究所脳科学総合研究センター：脳研究の最前線（上下）．講談社ブルーバックス，2007.
・岡田隆・廣中直行・宮森孝史：生理心理学－脳の働きから見た心の世界　第2版．コンパクト新心理学ライブラリ14，サイエンス社，2015.
・Finger S：Origins of Neuroscience：A History of Explorations into Brain Function, Oxford University Press, 1994.

第2部 各論

心の諸相

第4章

世界を感じる
——感覚

第1節 はじめに

　あなたの患者はもはや自力では起き上がれないほど弱ってきたとする。
　日常生活の動作にはいちいち介護を必要とする。若い者の目からすると、もはや人間らしい活動がほとんど失われていると思えるほどである。
　それでもその人にあなたの姿が見え、「おはようございます」という呼びかけが聞こえ、枕頭に置いた一輪の薔薇の香りが感じられるとすると、それはすごいことなのである。
　それをこれから説明しよう。
　その説明は、実は面倒でややこしい。あなたが知りたい「人間の心」の話とは違うかも知れない。しかしその面倒なところが良いのである。見ること、聞くこと、香りをかぐことなどが、こんなに複雑な機能に支えられているということは感動的ですらある。本当は味覚、触覚など、五感と言われるものすべてを解説したいのだが、紙幅も足りないし、私の知識も足りない。味覚や触覚の研究者からは怒られるだろうが、別のもっと良い書物があるからそちらをご覧くださいというほかはない。
　こうした「感覚」は、私たちが「世界はこんなものだ」と思う姿を作り上げる素材である。その姿は、すでに第2章で書いたように、外界のそのままのコピーではない。私たちの生存にとって必要な情報には敏感に、そうでない情報には鈍感になるようにチューニングされている。
　ミツバチには紫外線が見える。ミツバチが蜜を集めて飛ぶ花々は紫外線を反

射するので、ミツバチには花畑がまるで飛行場の誘導灯のように見える。モンシロチョウにも紫外線が見える。メスのモンシロチョウの羽は紫外線を反射するので、空を飛んでいるオスのモンシロチョウには、メスの羽はまるで明滅するネオンサインのように見える。それで、空を飛びながらでも交尾ができる。こうした動物には紫外線を見ることが重要なのだ。

イヌには超音波が聞こえる。私たちが「静かだ」と思っているところがイヌにとってはうるさいかも知れない。イヌには赤色が灰色のように見える。イヌは赤い花を赤いとは思っていない。イヌは超音波を聞くことが大事で、赤色を感じることは大事ではない世界に適応してきた。

いろいろな生き物がいて、いろいろな機能をもって生息環境に適応している。人間もその例外ではない。人間の住んでいる世界のことを私たちはよく知っていると思うが、本当はそうではない。

生き物のすばらしさを感じるためには、生き物の仕組みを知るのが一番である。

生き物の仕組みを知ると、自分中心のものの見方から自由になることができる。私たちはいつの間にか、自分たちが知っている世界が本当の世界で、紫外線が見えたり超音波が聞こえたりする動物は「奇妙だ」と思いがちだ。だが、そんなことはない。私たちは「人類の世界」に住んでいる。違う動物は違う世界に住んでいて当たり前なのである。人類の中にもいろいろな違いがある。紫外線に弱い白色人種、タガメを食べる南アジアの人々、私たちにはわからない言葉を話す国の人々……自分以外の人々のことを「おかしい」と思う心ほど生物学的に間違ったものはない。

この章では、生き物のすばらしさを知るため、そして、自分とは違う人々を受け入れるため、見たり聞いたりする感覚情報がいかに精巧な仕組みで処理されているかを考えよう。

第2節 外界の情報を脳へ

視覚：目

発生の過程で脳の一部に「くぼみ」ができる（図4.1）[1]。それを「眼胞」と呼ぶ。将来目になる部分である。目は脳が突出したものである。また、表皮の一部が眼胞の中に入り込んで水晶体を作る。

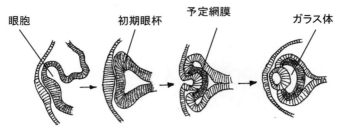

図4.1　眼胞と目の形成（文献1を参考に描く）

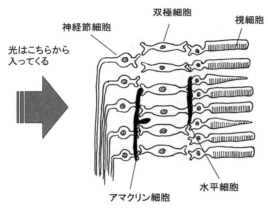

図4.2　網膜の細胞構造（文献2を参考に描く）

目に光が入ってくると何が起こるのだろうか？

目には網膜があって、人間の場合、厚さわずか0.2ミリの膜の中にいくつもの細胞が層になって並んでいる（図4.2）[2]。光を受け止める「視細胞」は約1億個もある。視細胞は「くし」のような形をしている。この「くし」型で光を敏感に受け止める。

その中にはビタミンAに似た「レチナール」という物質がある。ふだんレチナールは先端が曲がった「シス型」という形をしているが、光が当たると真っ直ぐに伸び、「トランス型」という形に変わる。

目に飛び込んだ光がやっていることはたったこれだけである。

私たちは色とりどりのものを見、さまざまな形を持った物体や風景に取り巻かれていると思うが、その最初のステップはただ分子の形が変わるだけである。不思議と言えば不思議だ。

もっと不思議なことに、脊椎動物の視細胞は暗闇で活動電位を発生してい

る。つまり、光が当たっていないときに活動し、光が当たるとそれが止まるのである。無脊椎動物はそうではない。理由はわからないが、そういう面白い違いがある。何か進化の歴史に関係があるのだろう。

［受容野］

　視細胞が受け止めた光は、双極細胞と呼ばれる細胞を経て、約100万個の神経節細胞に集約されて脳に向かう。そこにも「見る」ための巧妙な仕組みがある。

　網膜の細胞には、視野の中でそれぞれどの領域を受け持つかという分担がある。それを「受容野」という。

　双極細胞の受容野は図4.3のように同心円状なのである。まず、受容野の中心に光が来たときに強く活動する（ON中心）。これは何となく納得できる。だが、それだけではなく、その周辺が暗くなったときにも強く活動する（OFF周辺）。ということは、この細胞はあるところが明るくなり、そのまわりが暗くなったときに盛んに活動するわけである。ちなみに、この反対にOFF中心-ON周辺という受容野を持つものもある。

　つまり、双極細胞は、「視界の中に何かがあらわれたとき」もしくは「何かが消えたとき」に活動する。すでに網膜の段階で、動物は「環境の変化をはっきり見る」ための仕組みを持っているのである。

［側方抑制］

　さらに、水平細胞という細胞が双極細胞どうしを横につないでいる。

　ここでも面白いことが起こる。ある双極細胞が活動しているとき、水平細胞の働きで、その隣の双極細胞の活動は抑えられるのである。

　これは何に役立つのだろうか？

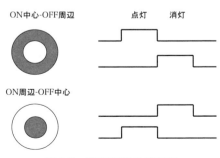

図4.3　双極細胞の受容野

74

第4章　世界を感じる――感覚

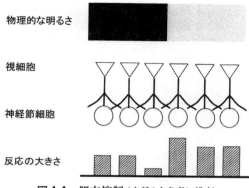

図4.4　側方抑制（文献3を参考に描く）

　第2章で書いたように、薄い灰色から濃い灰色までの階段のような模様を見たとき、私たちには濃い方に接した部分が明るく見え、薄い方に接した部分が濃く見えた。これが水平細胞の働きなのである。それを説明しよう（図4.4）[3]。
　まず、明るい色に反応する双極細胞は活発に活動しており、暗い色に反応する双極細胞はあまり活動していないとする。
　すると、明るい色と暗い色が隣り合っているところでは、明るい色に反応する双極細胞はそれ自体で活動することのほかに、暗い方に反応する隣の双極細胞が活動していないから、そこからの抑制を受けない。そうなるとアタマを押さえている抑圧がはずれたようなもので、存分に活動できる。結果としてこの細胞は活発に活動し、その部分は明るく見えることになる。
　一方、明るい色と暗い色が隣り合っているところの暗い色に反応する双極細胞は、もともとあまり活発に活動してなかったところに、隣の明るい方からさらに抑制される。だから活動のレベルは低くなり、結果としてここは暗く見える。このような仕組みを「側方抑制」と言う。
　この仕組みのおかげで私たちには境界線がはっきり見える。側方抑制は輪郭を敏感に検出するための仕組みなのである。図4.5のような格子状の模様を見たとき、交叉点の真ん中が黒ずんで見えるのも側方抑制のためである。
　網膜はこういう立派な情報処理をやっている。

［目から脳へ］

　網膜で電気的な信号に変換された光は後頭葉の一次視覚野（V1という）に入る。
　その経路は図4.6のように、左右の目からの入力が「視交叉」というところ

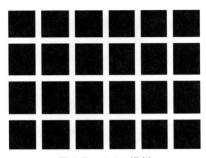

図4.5　タイル模様

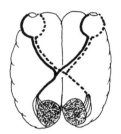

図4.6　視覚伝導路

でおよそ半分ずつクロスした形になっている。図に示したように、左目であれ右目であれ、右視野に入った情報は左半球のV1に入り、左視野に入った情報は右半球のV1に入る。

　この「交叉」という現象は不思議だ。何で右は右、左は左と単純になっていないのだろうか？　どうやらこれは脊椎動物の脳につきものの性質らしい。タイのような魚類では半分交叉ではなく、右目の情報は左脳に、左目の情報は右脳にと、完全に交叉した状態で入る。考えたらタイの目は不思議だ。体の両わきにある。右目と左目は全く違うものを見ているわけである。タイには環境がどのように見えているのだろうか？　タイを食べるときにこんなことを考えるのも面白い。

　交叉の度合いがだんだん減ってきたのは、立体視と関係があるらしい。ネズミ（ラット）の目はどちらかというと体側にあるが、真正面から見たら両目が見えるから、少しは立体視もできるのだろう。ネズミの脳では交叉の程度は十数パーセントという。

　肉食動物や霊長類は、顔の前に両目がある。右目と左目で見ている像が少し違い、これらを合体させて奥行きや立体を知る。こうした動物には奥行きを測

第4章 世界を感じる──感覚

ることが重要だったのだろう。こういう動物では左右の情報は半分程度交叉している。

ところで、顔の前で受け取った光がなぜいったん後ろ頭へ行くのだろうか？私にはそれが不思議だった。だが、四足で歩く動物、その中でもマウスやラットの脳を考えると何となく理解できたような気になった。これらの動物の目は顔の真ん前にはなく、横の方にある。そして一次視覚野はその近くにある。この連絡を保ったまま霊長類の目が顔の前に行き、脳が膨れ上がったと考えると、V1は後ろ頭に行く。本当にそういうことなのかどうかはわからないが、いまは何となくそんなふうに納得している。

V1に行く途中で「外側膝状体」という中継地点を通る。ここもただの中継点ではない。外側膝状体にも輪郭をはっきり見るための仕組みがある。これまた巧妙な仕組みで、網膜からの信号を受けて活動しているニューロンがグルタミン酸を「漏らし」、まわりのニューロンの活動を抑えるのである[4]。こうすると、ぼんやりとたくさんの細胞が活動することがなくなり、見ているものの輪郭がいっそうはっきりする。

［一次視覚野の受容野］

V1のニューロンの受容野はもはやスポットではなく、ある角度を持った線分である。これを発見したのはデビット・ヒューゼルとトーステン・ウィーゼルという二人の研究者で、1959年のことだった。最初は双極細胞のように同心円の受容野があるだろうと考えたが、うまく見つからなかった。実験をもうやめようというときに刺激図形が偶然少し動き、このときにニューロンが反応した。二人はこれを見逃さず、きっちり実験してみたところ、図4.7のような矩形の受容野を持っていることがわかったのである[5]。二人はこの業績で1981年にノーベル賞を受けた。

図形のように形のあるものを見るとき、私たちはまず見ているものをいったんバラバラに分解している。これは体感的には非常に納得しにくい。私たちにはバラバラの縦線や横線ではなく、「ノート」とか「ハンカチ」とかいうまとまった形が感じられる。どうしてなのだろうか？

V1のニューロンは図4.8のように「コラム（柱）」と呼ばれる構造を作っている。そのコラムに「受け持ち」の線分の角度がきれいに並んでいる。しかも、右目から来る情報と左目から来る情報が規則正しく交互に並ぶ[6]。コラムは三次元の構造をしているから、あるニューロンの位置をたとえばX、Y、Zの座標で（10、8、4）と表すと、机の縁を見て、ひとつの細胞が「10」の強さで反応したとき、そのとなりの（11、8、4）は「9」、またひとつとなりの（12、8、4）は

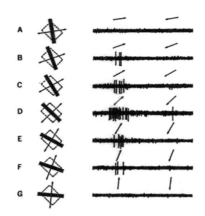

図4.7　一次視覚野の受容野（文献5による）

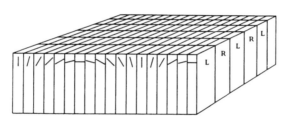

図4.8　一次視覚野の神経細胞が作る「コラム（柱）」（文献6による）

「8」というふうに反応しているはずである。こういう情報を脳が計算して、「机の縁」を再現しているのだろう。

[形が見える仕組み]

V1から先には、頭の前の方に向かって「V2」、「V3」、「V4」と呼ばれる領域がある。これらの領域には輪郭、運動、色彩などに応答するニューロンがある。情報がだんだん前に進むに従って統合され、私たちには形や色が見えてくる。

その先は、頭の下を通って前方に向かう経路と、上を通って前方に向かう経路に分かれる（図4.9）。

下を通る「腹側経路」は、別名「なに（What）経路」といい、形の知覚を受け持っている。

サルの腹側経路の「下側頭回」という場所には図4.10のように、「中程度に

第4章 世界を感じる──感覚

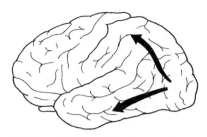

図4.9 「何が」の経路（腹側）と「どこに」の経路（背側）

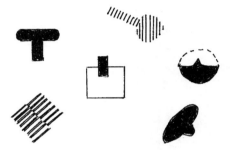

図4.10 下側頭回の神経細胞が反応する図形（文献7に基づいて描く）

複雑な図形」に反応するニューロンがある[7,8]。この実験をしていた理研の田中啓治先生のラボには不思議な物体がたくさんあった。マネキン人形の頭、消化器、サッカーボールといったものである。そのとき田中先生は図形の複雑さをどのぐらい減らしたら、下側頭回のニューロンが活動をやめるかということを研究していた。図4.10の図形はこうした研究で使われたものである。どうしてこういう形を思いついたのか不思議だが、最初は日常的な物体で、それをどんどん抽象化していったものがこれらの図形なのだろう。では野生のサルの下側頭回はどんな図形に反応しているのだろう？　それはわからない。だが。こういう図形に対する反応は学習で形成されてくる。日常生活の中で何を見ることが多いかによって、反応する図形が変わってくるのだろうと思う。

一方、脳の上の方を通る「背側経路」は「どこ（Where）経路」ともいい、見えたものが空間的に「どこにあるか」を認識している。それらが前頭葉で統合され、記憶と照合されて、「机の右側に傾いたノートがある」というようなことが思えるわけである。と簡単に書いたが、この最後のメカニズムはまだよくわかっていない。

第2部　各論　心の諸相

[知覚の成立]

　ところで、こういう研究では動物にいろいろなものを見せて、ニューロンの活動を記録する。

　ということは、これまでの研究でわかったことは、基本的には1個のニューロンが形や色に反応しているということである。

　その話はどこまで通用するのだろうか？　つまり、コーヒーカップがそれとわかるのも、自動車がそれとわかるのも、最終的にはどこか1個のニューロンが反応するからなのだろうか？

　これが古くから「おばあさん細胞」と言われてきた問題だった。つまり、「ロッキングチェアに座ってゆったりしているおばあさん」を見たとき「だけ」に反応するニューロンがあるのか、ということだ。そういうものがあるとしたら、私たちは日常生活を取り巻くもののすべてを知覚するために、いったい何個のニューロンを用意していたら良いのだろう？

　あらゆるものの知覚の成立が1個のニューロンの反応に帰せられるということはありそうにない。おそらく、いくつものニューロンの活動がある種のパターンを形成し、それが知覚、つまり意味づけられた感覚情報の成立につながっているのだろう。これが「クオリア」と呼ばれるものに近いと思うが、その本態はまだわかってない。

　ところが、大事な対象はたった1個のニューロンでただちに認識される。いまのところサルの実験でそういう「大事な対象」としてわかっているもののひとつは手、もうひとつは顔である。「顔細胞」というのは図4.11のように、いかにも顔らしいものに反応する[9]。霊長類の脳が基本的に似ていると考える

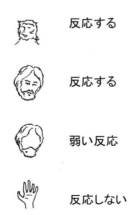

図4.11　顔細胞が反応する画像（文献9に基づいて描く）

第4章 世界を感じる──感覚

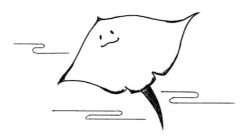

図4.12　どうしても顔に見えるエイ

と、人間の脳にも「手細胞」や「顔細胞」があるだろう。手や顔は生存にとって重要な情報なので、霊長類は複雑なパターン認識をすっ飛ばして、これらにただちに反応するニューロンを備えたのだろう。そのせいで私たちにはこんなもの（図4.12）も顔に見えてしまう。

聴覚：耳

　目におとらず耳も巧妙に音を電気信号に変えている。
　耳は不思議な形をしている。私は子供のときマンガを描くのが好きで、どうやったら顔の横の楕円が耳に見えるかいろいろ考えた。楕円の中に「6」を描いたり「K」をゆがめて描いたり、子供なりに工夫した。
　この形を作るのは、動物の体を作るときに活躍する「ホメオボックス」というグループに属する遺伝子で、Hox1という[10]。発生の過程で表皮が脳からの信号を受け取り、耳ができる。

[内耳]

　音は空気の振動（波）である。空気の振動を「こういう音である」と認識するためには、音の高さ（周波数）、強さ（振幅）、音色（波形）を分析しなければならない。その第一段階の分析は内耳の中で行われている。
　鼓膜を震わせた空気の振動は、3つの小さな骨が「テコ」のように動いて増幅され、内耳へ伝わる（図4.13）[11]。ここに効率の良い増幅器があるから驚く。もともとは魚類の顎を支えている骨から進化したらしい。ベートーベンの難聴はこの耳小骨の細胞が増殖しすぎて硬化する病気だったという。
　増幅された振動はカタツムリの形をした「蝸牛」に入る。蝸牛の中はリンパ液で満たされていて、輪切りにすると基底膜の上に毛の生えた細胞が並んでい

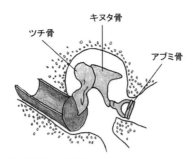

図4.13 耳小骨（文献11を参考に描く）

る。毛の生えた細胞には「外有毛細胞」と「内有毛細胞」があり、数は外有毛細胞の方が多い。これらの細胞が音を分析している。

　蝸牛の中を伝わるリンパ球の波にはいくつかの周波数成分が混ざっている。これが音色の違いを作る。

　音の波にはいろいろな「倍音」が重なっている。しかもその重なり具合は時間と共に変わる。こういうパターンを「エンベロープ」という。耳はこのエンベロープを分析している。その原理は、フランス革命を生き延びたジャン・バティスト・ジョゼフ・フーリエ男爵が考えた「フーリエ解析」である。フーリエ男爵はどんな複雑な波でも正弦波の積み重ねに分解できることを示した。計算でこれをやろうとすると複素数の知識が必要である。しかし耳はそんなことを知らなくてもフーリエ解析をやっている。

　蝸牛の中にびっしりと並ぶ内有毛細胞は、音波すなわちリンパ液の波の周波数に応じて反応する位置が違う。これは19世紀の半ばから聴覚の「場所説」と呼ばれてきた考えであった、このことを超絶的な実験で解明したのがハンガリーのジョゼフ・フォン・ベケーシである。ベケーシは1960年にノーベル賞を受けた。

　ベケーシは死体の内耳を使った実験をし、音の波によって基底膜が振動することを見つけた。しかも波の周波数によって振動する場所が違っていた。このことからベケーシは蝸牛の中にピアノがぐるぐる巻きになって収められているようなモデルを考えた。

　このモデルはおおむね正しいと思われている。周波数ごとに異なる場所の内有毛細胞が反応する。それが音の高さの認識の第一歩である。蝸牛の入り口近くは高い音に、奥の方は低い音に反応している。内有毛細胞は常に波打っているが、入り口側から奥側に向かって倒れたときに、カリウムイオンを通すチャネルが開いて活動電位を発生させる。

第4章　世界を感じる ── 感覚

　しかし、場所説では説明できない現象もある。たとえば、高い音をいくつか組み合わせると、その周波数の組み合わせによっては、低い音が鳴っているような印象を作り出すことができる。この場合その低い音の周波数は存在しないので、どうしてこういう音が聞こえるかは、場所説では説明しにくい。
　この現象は、基底膜のさざ波のような振動が重なって、現実には存在しない低い音に対応する波が作り出され、基底膜がその波の時間パターンに応じて振動し、それで音の高さが知覚されていると考えると理解できる。
　これが場所説に対抗する説として古くから唱えられてきた「時間説」である。実際、内有毛細胞は音の波（実はリンパ液の波）が山になり、谷になりして伝わって行く過程の中である特定のポイント（位相という）に来たときに活動電位を発生するので、時間説もある程度は正しいらしい。場所と時間の両方が効いているというのが真相のようだ。
　こういう研究はまことに基礎的で細かく、医療現場にはあまり関係ないと思われるかも知れないが、実はそうではない。騒音による難聴や高齢化による難聴にはおおいに関係がある。難聴は有毛細胞が脱落するから起こると思われていたが、それだけではなく、有毛細胞に発現しているイオンチャネルの働きが低下していることがわかってきた。こういう研究の進歩に伴って治療法の研究も進む。人工内耳や内耳移植はしばらく前から行われているが、これに加えてステロイドや神経栄養因子（ニューロトロフィン）の局所注入にも効果があるという。最近では神経幹細胞の移植による再生医療の道も開けてきた[12]。
　一方、外有毛細胞は音の大きさの聞こえ方を調節している。つまり、あまりにも強い音は弱めに、あまりにも弱い音は強めにする。オーディオ機器の「イコライザー」のような役目だと思ったら良い。面白いのは、細胞自体が伸びたり縮んだりしてこういう「イコライザー」的な働きしていることである。外有毛細胞の中には「プレスチン」というタンパク質があり、これが細胞の中を動いて、細胞を伸縮させる[13]。

[耳から脳へ]

　こうやって最初の情報処理を受けた音の信号は、聴覚神経線維の束になって脳に向かう。
　「ここから脳」と言えるその入り口には「蝸牛核」という神経核がある。内耳の蝸牛とまぎらわしいが、蝸牛と蝸牛核は違うもので、この神経核はカタツムリの形をしてはいない。しかし蝸牛核のニューロンは内耳の蝸牛から受け取った信号とほぼ正確に対応し、音の高さが蝸牛核の中で空間的に展開されている[14]。

83

これを「トノトピー」という。ここから「下丘」という第二の中継ポイント、「内側膝状体」という第三の中継ポイントを介して、音の信号は大脳皮質聴覚野に向かう。大脳皮質聴覚野のニューロンにもトノトピーが保たれている。音の高さの違いがわかる秘密は、このトノトピーにある。人の話し声や虫の声、空調の音などが聞こえるとき、大脳皮質の聴覚野のニューロンは実にめまぐるしく、音の高さに応じてあちこちで反応しているのだろう。

トノトピーの形成には生後の経験が重要らしい。ラットが生後2週齢ぐらいのとき、とてつもなく大きな音を聞かせると、成長してから大きな音を聞いたときに痙攣を起こしやすくなる[15]。この痙攣は下丘のグルタミン酸神経伝達が過剰になっているために起こる。しかしそもそもなぜ過剰になるかというと、まず成長期の下丘にはまるで雑草のようにたくさんのシナプスができていると考えたら良さそうである。無駄なシナプスもある。正常な聴覚体験によってそれが刈り込まれ、トノトピーが形成される。ところが成長期のラットに大きな音を聞かせると（私たちは火災報知器のベルを使った）、グルタミン酸受容体に異常が起こって、この「刈り込み」が起こらない。その結果トノトピーが形成されず、雑草のようなシナプスが残ったままになる。そのため、成長してから大きな音を聞くと、グルタミン酸があちこちで放出されて収拾がつかなくなり、痙攣しやすくなるのだと思われる。

この知見がもし発達心理学に何かの貢献をするとしたら、騒音とか振動とか放射線とかいう環境の安全基準のようなものは、大人を中心に考えたらダメだということだろう。成長期の子供のことを第一に考えなければいけない。

匂い：嗅覚

動物が食べ物や危険を察知するとき、最初の手がかりになるのは匂いだった。

匂いを感じるのは「嗅球」という脳の一部である。マウスやラットの脳では嗅球は脳の先端に飛び出して大きなかたまりを形作っている。その嗅球は左右に分かれていて、まるでブドウの種のようだ。人間の脳では、嗅球は大きな大脳の下にもぐり込んだが、やはりかなり大きな構造である（図4.14）。

私たちの嗅覚はラットやイヌに比べて鈍いと言われているが、実は人間も匂いにはけっこう敏感である。たとえば、酪酸の匂い（汗臭い靴下のような匂いだという）は空気1リットルの中にわずか24個ほどの分子があれば感じることができる。

私たちは実に多種多様な匂いを嗅ぎ分けている。

第4章 世界を感じる──感覚

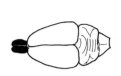 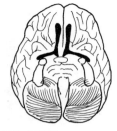

図4.14　ラット（左）とヒト（右）の嗅球

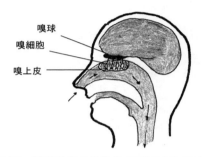

図4.15　嗅覚受容の仕組み（文献17を参考に描く）

　深い森の香り、甘いバニラの香り、食欲をそそるカレーの香り、だれかの服に付いたほんのかすかなタバコの香り……芳香から悪臭まで、さまざまな匂いを私たちは感じる。最近の研究によると、計算上は私たちはなんと一兆種類以上の匂いを嗅ぎ分けられることになるというから驚く[16]。

[嗅覚受容体]
　匂いを感じるおおもとは、嗅球の中にある図4.15のような嗅細胞である[17]。嗅細胞に揮発性の化学物質が結合すると活動電位が発生する。この「匂い受容体」を発見したのはリンダ・バックとリチャード・アクセルという二人の研究者で、1991年のことであった[18]。彼女たちの仕事も2004年のノーベル賞に輝いた。話はそれるが、ヒューベルとウィーゼルの時代に比べると業績をあげてから受賞までの時間がだんだん短くなってきた。
　話を元に戻す。匂い受容体の発見はただちにもっと大きな謎も出すことになった。
　一兆もの匂いを嗅ぎ分けられるという私たちが持っている匂い受容体は、たかだか390種類しかない。一兆はあくまで計算上の数字であまりに膨大として

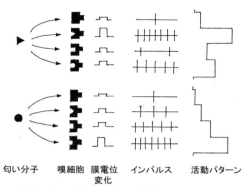

図4.16　多様な匂いが識別できる仕組み（文献19に基づいて描く）

も、身近な匂い物質は10万種類ぐらいある。私たちは300や400どころではない種類の匂いを嗅ぎ分けている。つまり受容体の数が足りないのである。いったいどうやって少ない受容体で多くの匂いを嗅ぎ分けているのだろう？

　これについては、いまのところ図4.16のような仕組みが考えられている[19]。

　匂いのもとになる分子は複雑な形をしているので、いろいろな向きを向いて複数の受容体に結合する。ここで「順列・組み合わせの公式」というのを思い出すと、仮に受容体が10種類しかなく、ひとつの分子が2種類の受容体に結合すると、45通りの匂いが嗅ぎ分けられる計算になる。もしも3種類の受容体に結合すると、120種類の匂いが嗅ぎ分けられる。しかも分子がどのぐらいの親和性で受容体に結合するかは、分子のどの部分が受容体タンパクのどの部分に結合するかによって変わる。すなわち、ある分子に対してある受容体は強く反応し、別の受容体は弱く反応する。こういう強弱がパターンになって脳に伝えられる。

　匂い受容体の種類はヒトで390種類あるという話だから、天文学的な数字の匂いを嗅ぎ分けられることになるのだろう。

　匂いの受容体は嗅球の中でかなり整然とした「マップ」を作っている[20]。嗅球がどういうパターンで活動するかによって、このパターンのときには桃の香り、このパターンのときにはバニラの香りといったような嗅ぎ分けが起こっているのだろう。

第4章　世界を感じる —— 感覚

第3節　個人差の理解

　人によって神経活動は微妙に違う。私の見ている世界とあなたの見ている世界が同じとは限らない。私たちには厳密な意味では他人の感覚世界を共有することはできない。私はリンゴの色を「赤」と思って育ってきた。あなたもそうだろう。しかし、私に見えているリンゴの「赤」とあなたに見えているそのリンゴの「赤」とが全く同じだという保証はないのである。

　そう思うことによってはじめて、他人の世界を尊重しようとする心が起こってくる。金子みすゞの詩に「みんなちがって、みんないい」というのがあるが、あれは単なるお題目ではない。

色覚

　まず色覚について考えてみる。

　網膜の視細胞には桿体（ロッド）と錐体（コーン）の2種類がある。桿体は明るさに敏感だが色（波長）はわからない。錐体は明るさには敏感でないが、人類には赤、緑、青のそれぞれに応答する3種類の錐体があり、それで色がわかる。

　錐体の中には「オプシン」というタンパク質があり、これが光に反応して構造を変える。ところが「赤」のオプシンには遺伝的多型があり、180番目のアミノ酸がセリンの人とアラニンの人がいる。アラニンの人は「最も赤色らしい赤」がセリンの人に比べて若干だいだい色側にずれている[21]。つまり、人によって「赤」が少し違うらしいのである。

　何らかの理由で3種類のオプシンを作ることができないと、いわゆる「色覚異常」になる。私も「II型」と呼ばれる赤と緑の色弱である。

　「色覚異常は遺伝だろう」と思われるかも知れないが、その話はもう古い。正常なオプシン遺伝子を持っていてもオプシンタンパク質が作られない場合がある[22]。

　色覚異常は一概に「親から子に受け継がれる遺伝だ」とは言えなくなってきた。それなのに、いまだに色覚異常というと「結婚は？」、「子供は？」という話が出る。このあたりは科学が人間観に変革を迫らなければならない問題だろう。しかし、それは「私ら色覚者を正常と言え」という意味ではない。異常は異常でいい。精密な色覚検査と遺伝子検査の必要性がなくなったわけではない。

だが、色弱のことは正しく理解されていない。私には色がわからないわけではない。「ある条件の下では、明るさの弁別力の方が色相の弁別力よりも勝ってしまう」というのが正しい。緑と赤が重なった二重染色の画像を見ると、どうしても緑の方が明るく見える。これが私ら色弱者の特徴である。だからぎらぎらして見にくい。見にくいが、わからないわけではない。私らは点々の並んだ「色盲検査」では間違えてしまうが、ひとつひとつの点の色は、じっくり見るとわかる。

　私らは、飛行機のパイロットや警察官など、ある種の職業に就けないことはわかっている。それを差別とは思わない。それはそれでいい。だが、ときには人々の想像力のなさにカチンとくることがある。

　ネットには「色覚異常の人にはこんなふうに見える」という題で「正常」と「異常」の見え方を並べた写真がある。「あなたの色覚は大丈夫か？」というようなタイトルは好きではないが、イヤでもない。だが、その中に寿司の写真があって、「う……まずそう」というコメントがついているのには腹が立つ。

　他人の精神生活を理解するのに必要なのは若干の想像力である。

　たしかに、あなたがたに見える寿司と私が見ている寿司の色は違うだろう。しかし、私らはその色を見て「うまそう」と思うことができるのだ。私らはそういう育ち方をし、学習をしてきた。あなたがたにどう見えようが、私らには十分「うまそう」なのだ。問題は、それが想像できるかどうかである。

　私はしばしば「健常」と呼ばれる人々の想像力のなさに驚かされる。世界はこんなに広く、いろいろな人がいるのに、自分だけのものの見方が正しいと思っている人がなんと多いことだろう。

知覚の交替

　色の見え方が人によって違うということは、「正常vs異常」というよりも、個人差としてとらえるのが妥当である。

　個人差は、いろいろな現象で見られる。たとえば、図4.17のような立方体を見てみよう。右下の正方形が手前に飛び出しているように見えるかも知れない。しかし、じっと見ていると、左上の正方形が手前に飛び出しているようにも見えてくる。この立方体はどちらにも見える「多義図形」なのである。

　多義図形が面白いのは、「切り替わり」（知覚交替という）を起こしやすい人とそうでない人がいることである。昔、私が学生の頃は、切り替わりの起こしやすさと性格の関係を調べた研究が多かった。

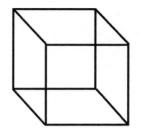

図4.17　ネッカーの立方体

　ところが人間の性格というのは面倒な研究テーマである。普通に性格の違いを取り上げただけでは、「あなたはこんな人、わたしはこんな人」、「あなたとわたしとの間には越えられない溝がある」という話で終わる。しかも、何かを性格で説明するということは典型的な「ぐるぐるまわり」の論法に陥りやすい。これでは個人差を理解するにはほど遠い。

　単純な性格の研究はほぼ全部ダメになったと私は思う。かわって、脳や遺伝子に個性の生物学的基盤をさぐる研究が増えてきた。いまや生物学でない性格研究は砂上の楼閣である。知覚の交替の話も生物学の領域に入ってきた。

　大脳皮質に多いドーパミン受容体（D4）の遺伝子型によって、この受容体を介したドーパミンの活動が下がっている人がいる。ドーパミンというものは多すぎても少なすぎても良くなく、ここぞというときにガンと働いてくれる必要があるのだが、その力が出にくい。このような人は知覚の交替が起こりにくい（ただし、この実験で使われた多義図形は立方体ではなかった）[23]。このことの意味はまだわかってないが、D4受容体の機能が低下している人は、何かに注意を向けると、そこから他のことに注意を移しにくいのではないかという話もある。

　ちなみに、私はこの知覚交替がほとんど起こらない。多義図形であることさえ、人から言われなければわからないほどだ。

表情の認知

　人の顔から「喜び」や「悲しみ」といった表情を読み取る力にも生物学的な背景がある。これは脳のセロトニンの働きと関係があるらしい。

　シナプス間隙に放出されたセロトニンをシナプス前に取り込むトランスポーターという分子がある。その遺伝子に遺伝的多型があり、取り込み能の高い人（高機能型）と低い人（低機能型）がいる。低機能型の人は扁桃体や前頭皮質の

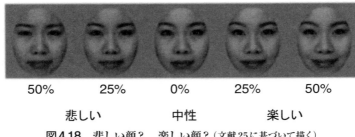

図4.18　悲しい顔？　楽しい顔？（文献25に基づいて描く）

腹内側部の活動が強く、脳の警告系が敏感に働くらしい[24]。

　高機能型の人と低機能型の人に図4.18のような写真を見せて表情の判断をしてもらうと、低機能型の人は「喜びの顔」に敏感だった[25]。なぜだろうか？

　この解釈としては、低機能型の人は不安を感じやすいので、不安を消してくれるような喜びの表情に敏感なのではないかという可能性が考えられている。その可能性が正しいのかどうかは私にはなんとも言えないが……。

　実はこのセロトニントランスポーターの話は、「恐怖遺伝子」としてマスコミに取り上げられたから、知っている人も多いかも知れない。日本人の97％が低機能型で、だから私たちは臆病なのだという話である。

　この話の取材は私のところにも来た。だが、そのときにはもう「私たちは恐怖遺伝子を持っている。だから私たちはすぐにビビる」というストーリーは決まっていた。私は、遺伝的多型に人種差があるのは当然で、遺伝子レベルの話がただちに感情に結びつくわけではない、その間には気の遠くなるほど面倒なメカニズムがある、遺伝子を持っているから私たちが怖がりだとは言えない、というようなことをごちゃごちゃ話していたら、先方が降りてしまった。「もっとまともな研究者に出演していただく」という話だったので、私は「オーディション」に落ちたことを知った。

　もっとも、97％という数字の根拠になった論文を私は知らないから、私がこの話に乗れないのは当然だった。また、この遺伝的多型と不安傾向の間には（日本人では）関係ないという論文もあった[26]。どうもまだまだこの手の話には慎重になった方が良さそうである。「恐怖遺伝子」というようなキャッチーな言葉ができると、それがひとり歩きして、どんどん想像がふくらんでしまう。「そうか、日本人は恐怖を感じやすいのか、だから、『和』の文化なのだな……」というような具合である。それはもう、妄想と言って良い。私たちは「事実は何か？」という疑問の前で立ち止まらなければならない。

個性の背景

 とはいえ、神経科学と遺伝子の分子生物学が進んできたので、これからこういう研究は増えてくるだろう。

 その知見は、繰り返しになるが、あなたの世界が私の世界とは違っても、私はそれを偏見なく受け入れるという根拠に使ってこそ意味がある。

 世の中にはドーパミンやセロトニンの話をすると、それは「生物学的決定論」だと言って、あなたと私の間に生来越えられない溝があることを確認するだけのように思う人もいる。しかし、それは間違いである。あなたと私の間には体験の世界では共有できない溝がある。しかし、その溝を作っているドーパミン受容体やセロトニントランスポーターは私の脳にもあなたの脳にもある。ここで私とあなたは共通の土俵に載ることができる。その土俵の上でわずかな想像力を働かせれば、私とあなたが違うのは当たり前、どちらが正常でも異常でもなく、どちらが損でも得でもなく、ただ人間の世界に多様性が担保されているだけなのだと思える。

第4節 好き嫌いが生まれる理由：感覚と感情

感覚と好き嫌い

 感覚情報は私たちが「こんな世界に住んでいる」という、その世界像を作る素材である。

 それは外界そのもののコピーではなく、私たちの生存に重要なものには敏感に、そうでないものには鈍感にチューニングした、ある意味でゆがめられた世界像なのであった。そのチューニングはただちに「これは良いものだ」、「これは危ないものだ」という評価につながる。その評価とは感情的な評価である。感覚は感情も生む。

 このことは匂いを考えるとわかるだろう。人によって個人差はあっても、ある匂いを嗅いだときには必ず良い匂いか悪い匂いかという感情が生まれる。ある調香師は、好きでも嫌いでもない全く中立の匂いはないという。音の世界にもこれと似たようなことがある。ガラスを爪でひっかく音は、たいていの人にとってぞっとするようなイヤな音である。この頃は、感覚が感情を生むメカニ

ズムがだんだん明らかにされてきた。

　まず、「好き」という気持ちが生まれるときには、私たちがそれと気づく前に脳が反応を起こしている。

　2枚の似たような顔写真を見せて、「どちらが好きですか？」と尋ねる（図4.19）。制限時間はなく、好みのタイミングでどちらかを答えれば良い。実験としては単純である。

　だが、そのときの目の動きを記録すると、「こちらの方が好き」と判断する顔の方に視線がだんだん寄っていく。しかもこの視線の「ブレ」は、私たちがまだどちらが好きとも判断してないときから始まる（図4.20）。時間的には1秒以下の短いスパンではあるが、私は「あなたはこちらの顔の方を好きと言うでしょう」と予言できるのだ。さらに面白いことに、これを逆手にとって、「こちらの顔を多く見てください」と言っておくと、そちらの方が好きになる[27]。

　感覚情報をたくさん取り込むと、それが「好き」という感情につながっていくのである。

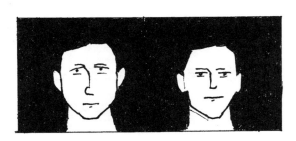

図4.19　どちらが好き？

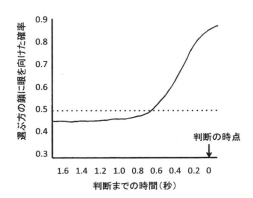

図4.20　好きになる方に視線が寄る（文献27に基づいて描く）

第4章 世界を感じる──感覚

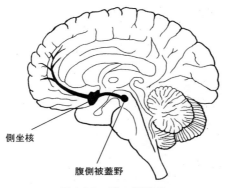

図4.21 脳の報酬系

では、なぜ「これから好きになる方」に視線が寄っていくのだろうか？
　現在わかっているのは、「これから好きになる顔」を見たときには、脳の側坐核という部位が活動するということである（図4.21）[28]。
　側坐核は「報酬系」と呼ばれるシステムの一部で、ごく大まかに言うと「快」の感情に関係がある。喉が渇いているときにジュースがもらえたとか、予想もしない高額のお金が手に入ったとかいうときに活動する。動物実験では、中脳から側坐核に向かう神経を微弱な電気で刺激すると、それがあたかも水や食物のような報酬として作用する。だから「報酬系」と言う。このことは第7章でもう少し詳しく書く。
　私たちが顔の写真を見たとき、側坐核が反応する写真とそうでない写真がある。このことは普遍的に「良い顔」と「そうでない顔」があるという意味ではない。好みはあくまで個人による。側坐核が反応した顔の方を「その後で」好きになるのである。
　ではなぜある顔を見たときに側坐核が反応するのかというと、その理由はまだわかってない。あえて想像してみると、そういう顔を持っている人は私の生存に有利なのだということが思い当たるが、どうしてそうなるのかはわからない。そこには遺伝や経験がからんだ複雑なメカニズムが働いているのだろう。

警告としての音

話を聴覚の方に移すと、大きな音の生理的な意味がよく研究されている。
　「バン！」というような大きな音が突然聞こえると、私たちはびくっと首を

すくめ、目をつぶる。これを「驚愕反射」という。その神経経路は図4.22のようになっている。

　内耳から聴覚神経を経て音の情報が大脳皮質の聴覚野に届く。これは前に説明した通りだが、これとは別に、蝸牛核から下行して脳幹に入る経路がある。脳幹には「橋」と呼ぶ部位があり、ここのニューロンが脊髄の運動神経に直結している。大きな音に驚くのは、この経路が働くからである。驚愕反射は数個しかシナプスを通らないので、音が鳴ってから反応が起こるまでの時間がだいたい30ミリ秒から40ミリ秒に一定している。その反応は上行する信号が大脳皮質に届くよりも早い。つまり私たちは「大きな音だった、ああびっくりした」と思うから首をすくめ、目をつぶるのではない。まずこういう反応をして、それからしばらくたって「びっくりした」と思うのである。

　音の信号は大脳辺縁系の「扁桃体」という部位にも届く（図4.23）。扁桃体は不安や恐怖との関係が深い。脳の「警告系」の中心と言える。扁桃体の中心核

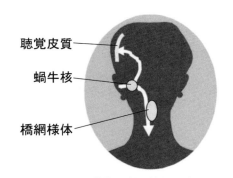

図4.22　驚愕反射の神経回路

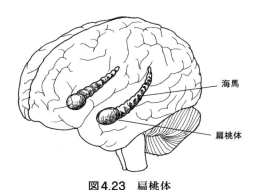

図4.23　扁桃体

からの出力は、体をすくめさせる部位（中脳水道周辺灰白質）や、驚愕反応を起こす脳幹部、交感神経系やストレスホルモンを働かせる視床下部などに届いている。

　ある種の音、たとえばガラス瓶と金属が触れ合う音や、黒板を爪でひっかく音などが無条件的に「怖い」という気持ちを起こす理由は、こうした音が扁桃体を活動させるからである[29]。

　また、音は、その高さや音色にかかわりなく、どんな音でも突然大きくなると扁桃体を活動させる[30]。だから人を脅かすときには大きな声を出したり、机を叩いたりするのである。

　ここでまた私が不思議に思うのは、またもや話がそれるが、「拍手喝采」というときのあの拍手である。「あなたの演奏はすばらしい」というようなときに拍手をする。儀式でも拍手。相手に敬意を表するときには拍手をする。

　だが、ガタガタ大きな音を立てるのは、動物界ではもともと威嚇のサインのはずである。

　なぜ威嚇が称賛に変わったのだろうか？

　あれは貴人を迎えるときに礼砲を撃つのと似て、「普通なら攻撃のサインなのに、あなたは大事な人だから攻撃しませんよ」ということなのだろうか。脅すような音を立てるが脅しません、それはあなたを尊敬しているからです、という意味か。

　いまのところ私には答えはわからない。だが、文明社会が持っている風習の起源は面白いと思う。

　話を元へ戻すと、扁桃体は一種の記憶装置でもある。扁桃体のニューロンは可塑性に富み、たびたび通る神経経路を情報が通りやすくなる。そこで、無条件的に怖い音（たとえばガラスと金属が触れ合う音）と別の音（たとえば話し声など）を結びつけると、その別の音に対しても「怖い」気持ちが起こるようになる[31]。たとえばの話だが、手術器具が触れ合うガチャガチャと音のするところであなたの声が響いたとする。そうしたら患者はあなたの声を「おそろしい声」と思うようになるかも知れない。

匂いの場合：感覚から行動へ

　匂いが必ず好き嫌いの感情を引き起こすことは前に述べたが、動物実験ではある種の匂いが行動と直結することがわかっている。

　行動薬理学でしばしば使われる「恐怖」のテストに、ネズミ（ラットやマウ

ス）の前にキツネの匂いをしみ込ませたろ紙を置く、というものがある。そうするとネズミはまるで体が固まったように動けなくなってしまう。これは危険を感じたときの「パニック」のような反応である。

こういう「特別な匂い」を嗅ぎ分ける特殊なタンパク質が嗅球の中にある。2013年に理研の研究者らが発見したもので、「グーフィ」という名前がついている。「嗅覚ニューロンのゴルジ体に見られるタンパク質」（Golgi protein in olfactory neurons）の略だという。しかし。この略し方は何となく苦しい。私は、たぶんこの名前はディズニーのアニメに出てくる胴の長いイヌをヒントにしたのだろうと思う。

それはそれとして、グーフィは匂いと行動を直結させる物質である。グーフィを欠失させたマウスはキツネの匂いに対する恐怖反応が弱い[32]。グーフィは生存にとって大事な匂いに素早く反応するための分子なのである。

グーフィは「鋤鼻器（じょびき）」という器官の細胞にもある（図4.24）[33]。鋤鼻器も匂い物質と行動を直結させる器官である。鋤鼻器は多くの哺乳類、はやい話がヒトを除くすべての哺乳類にあり、マウスでは鼻腔の下というか、口腔の上にある。その神経が投射しているのが「副嗅球」というところで、匂いを知覚する「主嗅球」とは少し違う。

鋤鼻器に結合する化学物質がフェロモンである。ラットの鋤鼻器を切除すると性行動が阻害される。鋤鼻器は生殖をコントロールしているのである。ただし、動物は鋤鼻器が刺激された効果を「匂い」とは感じていないかも知れない。

ヒトには鋤鼻器はない。胎児のときにはあるが消えるという。鋤鼻器の痕跡はあるかも知れないが、副嗅球がない。だから、ヒトには動物学的な意味でのフェロモンは正確には「存在しない」というのが正しい。しかし、フェロモン的な役割をする化学物質はあるらしい。

話を嗅覚に戻すと、ネズミは匂いで個体を識別している。たとえば、母ラッ

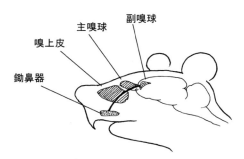

図4.24　鋤鼻器と副嗅球（文献33を参考に描く）

トが子ネズミを自分の子だと思うか、思わないか。あるいは、雄マウス同士が相手のことを一緒に育った兄弟だと思うか、思わないかといったことを識別する手がかりが匂いなのである[34]。匂いは社会的な絆を作る役にも立っている。

経験の効果：単純接触効果

　感覚と感情の関係について考えてきたから、ここで少し感情の方に寄り道をして、日常生活の中で何かが「好き」になる心理について考えてみよう。それは瞬間的な出来事ではなく、もっと長いタイムスパンの現象である。
　誰かに好かれるためにはどうすれば良いのだろうか？
　心理学の教える原理は簡単である。その人のところに足しげく通い、しょっちゅう顔を出していれば良い。これだけだ。好感度の持たれる話し方とか服装とか、そんなことは関係ない。あなたに何度も会っていれば、相手はそのうちにあなたを好きになる。
　そんなことがあるだろうか？
　ある。
　たとえば、連続テレビドラマを考えてみよう。その放送が始まった当初は、この俳優はこの役には似合わないとか、こんな演技は大げさだとか、さんざんなことを言われる。ところが、回数を重ねるうちにそういう感情は消えて、いつしかその俳優の演じる役や演技が好きになっている。コマーシャルもそうだろう。同じキャラクター、同じ音楽、同じせりふ、同じ映像が何度も繰り返される。そうすると好感度が上がるのである。これを「単純接触効果」という。どんなものでも繰り返して接していると好きになる。
　単純接触効果はとても頑健（ロバスト）な現象で、いろいろな対象で示されている。視覚ばかりではない。またその効果は「慣れ」とは違うもので、「これは何か？」ということを覚えていなくても構わない。
　その例として、アルツハイマー型の認知症の患者を対象にした研究がある。この研究では患者たちに繰り返して音楽を聴いてもらった。認知症になっているので、「以前にこの曲を聴いた」という記憶はない。しかし、好感度を評定してもらうと、珍しい曲よりも繰り返して聴いた曲の方が好感度が高かったのである[35]。アルツハイマー病の人と接するときに、「どうせ私のことはわかってないから」といい加減にやるのは全くの間違いである。
　単純接触効果がどうして起こるのか？　そのメカニズムはまだほんの少ししかわかっていないが、脳の深いところで起こる変化らしい。好感度がアップす

るにつれて、大脳基底核の活動が強まり、内側側頭葉の活動が弱まる[36]。それは、何度も見た情報の処理が自動化して意識の場からは消えて行き、無意識に「体が覚える」方に移って行ったことを意味している。

ただし、単純接触効果には例外というか、反対のケースがある。

それは第一印象が悪かった場合だ。このときは、繰り返してそのものを見ているとだんだん嫌いな度合が増してくる。だから、第一印象を良くしておくことはそれなりに大切である。

新奇性と親近性

単純接触効果はかなり広く成り立つが、その反対に、私たちには「珍しいもの・新しいものが好き」という心理もある。

実験室のラットやマウスもそうだ。彼らはいつもヒゲを動かして、いろいろなものを探索してまわる。そのネズミに新しいものと慣れたものを並べておくと、新しいものの方を長く探索する。

しかし、そのまた逆に、「珍しいものは嫌い」という心理もあるから複雑だ。食べ物の場合がそうだろう。得体の知れないものを「おいしいですから」と出されても、口に入れるときにはためらう。ネズミも同じである。彼らは新奇な食物にはなかなか手、というか口を出さない。

この矛盾する心理をどう解決するか？

ひとつの案として、好き嫌いは「珍しさ」（新奇性）と「慣れ」（親和性）のバランスで決まり、ときに応じてどちらかが強くなる、という考えがある。

どちらが強いのかはモノによって違う。たとえば、2枚の写真を繰り返して見てもらい、1枚はどんどん新しいのと取り換える。もう1枚はずっと同じものである。こうして毎度「どちらが好きですか？」と聞いてみる（左右の位置はランダムに変える）。すると、ヒトの顔の写真では「同じ人の顔」つまり親和的な方がだんだん好きになっていく。ところが、風景の写真の場合は、どんどん取り換えた方、つまり新奇な方を好きになっていく[37]。

これを（無理をして）日常生活に当てはめてみると、親しい人と珍しい場所へ行く旅行が最も楽しいということになる。その反対に、それほど親しくない人とありふれた場所に行く旅行はつまらない。このところ職場で近場の団体旅行をするのがはやらなくなったが、その理由はこんなところにあるのかも知れない。ただし、これは実験からはだいぶ飛躍した話である。厳密な実験で調べられたことをこんなふうに拡張すると、どうしても「あやしさ感」がつきまと

う。だからここではその問題にはこれ以上立ち入らないが、「そんなこともあるかも知れない」と思いつつ、「そうかな？」と思う気持ちも残しておいていただきたい。

さらに最近の研究によると、ハッピーな顔の好感度には、新奇か親和かは関係ない。悲しい顔の場合に「親和」の力が強くなる[38]。したがって、あなたがいつもニコニコしていられるなら、人のところに足しげく通う必要はなさそうだ。しかし、仕事の現場ではそうもしていられないだろう。厳しい顔や困った顔も見せなければならない。そういうときには「親和性」を思い出すと良い。苦手な人のところにこそ何度も足を運ぶのが良さそうである。

引用文献
1) 東京医科歯科大学のホームページ（http://www.tmd.ac.jp/artsci/biol/textlife/develop2.htm）
2) 村上元彦：どうしてものが見えるのか．岩波新書，1995，p35．
3) 今田寛・賀集寛・宮田洋：心理学の基礎．培風館，2003，p154．
4) Budisantoso T, Matsui K, Kamasawa N, Fukazawa Y, Shigemoto R：Mechanisms underlying signal filtering at a multisynapse contact. J Neurosci 32：2357-2376, 2012.
5) Hubel DH, Wiesel TN：Receptive fields and functional architecture of monkey striate cortex, J Physiol, 195：214-243, 1968.
6) Hubel DH：Eye, Brain, and Vision, New York, Scientific American Library, 1988.
7) 田中啓治・編：認識と行動の脳科学．シリーズ脳科学，東京大学出版会，2008，p46．
8) Kobatake E, Wang G, Tanaka K：Effects of shape-discrimination training on the selectivity of inferotemporal cells in adult monkeys. J Neurophysiol 80：324-330, 1998.
9) Bruce CJ, Desimone R, Gross CG：Visual properties of neurons in a polysensory area in superior temporal sulcus of the macaque, J Neurophsiology 46：369-384, 1981.
10) Sasakura Y, Kanda M, Ikeda T, Horie T, Kawai N, Ogura Y, Yoshida R, Hozumi A, Satoh N, Fujiwara S：Retinoic acid-driven Hox1 is required in the epidermis for forming the otic/atrial placodes during ascidian metamorphosis. Development 139：2156-2160, 2012.
11) 協愛病院：「耳硬化症」（http://www.kyoai-clinic.jp/byouki/gaiji-sn.htm）
12) Guinan JJ Jr, Salt A, Cheatham MA：Progress in cochlear physiology after Békésy. Hear Res 293：12-20, 2012.
13) He DZ, Lovas S, Ai Y, Li Y, Beisel KW：Prestin at year 14: progress and prospect. Hear Res 311：25-35, 2014.
14) Leake PA, Snyder RL, Hradek GT：Postnatal refinement of auditory nerve projections to the cochlear nucleus in cats. J Comp Neurol 448：6-27, 2002.
15) Hironaka N, Niki H：Effects of N-methyl-D-aspartate receptor subunit antagonists on

regulation of susceptibility to audiogenic seizures in rats. Neurosci Lett 288:139-142, 2000.
16) Bushdid C, Magnasco MO, Vosshall LB, Keller A : Humans can discriminate more than 1 trillion olfactory stimuli. Science 343:1370-1372, 2014.
17) 森憲作:脳のなかの匂い地図. PHPサイエンス・ワールド新書, 2010, p33.
18) Buck L, Axel R : A novel multigene family may encode odorant receptors: a molecular basis for odor recognition. Cell 65:175-187, 1991.
19) 栗原堅三:味と匂いの話. 岩波新書, 1998. p189.
20) Shepherd GM : Smell images and the flavour system in the human brain. Nature 444:316-321, 2006.
21) Merbs SL, Nathans J : Role of hydroxyl-bearing amino acids in differentially tuning the absorption spectra of the human red and green cone pigments. Photochem Photobiol 58:706-710, 1993.
22) Ueyama H, Tanabe S, Muraki-Oda S, Yamade S, Ohji M, Ohkubo I: Analysis of introns and promoters of L/M visual pigment genes in relation to deutan color-vision deficiency with an array of normal gene orders. J Hum Genet 54/9:525-530, 2009.
23) Schmack K, Sekutowicz M, Rössler H, Brandl EJ, Müller DJ, Sterzer P : The influence of dopamine-related genes on perceptual stability. Eur J Neurosci 38:3378-3383, 2013.
24) Heinz A, Braus DF, Smolka MN, Wrase J, Puls I, Hermann D, Klein S, Grüsser SM, Flor H, Schumann G, Mann K, Büchel C : Amygdala-prefrontal coupling depends on a genetic variation of the serotonin transporter. Nat Neurosci 8:20-21, 2005.
25) Koizumi A, Kitagawa N, Kondo HM, Kitamura MS, Sato T, Kashino M : Serotonin transporter gene-linked polymorphism affects detection of facial expressions. PLoS One 8:e59074, 2013.
26) Umekage T, Tochigi M, Marui T, Kato C, Hibino H, Otani T, Kohda K, Kato N, Sasaki T : Serotonin transporter-linked promoter region polymorphism and personality traits in a Japanese population. Neurosci Lett 337:13-16, 2003.
27) Shimojo S, Simion C, Shimojo E, Scheier C : Gaze bias both reflects and influences preference. Nat Neurosci 6:1317-1322, 2003.
28) Kim H, Adolphs R, O'Doherty JP, Shimojo S : Temporal isolation of neural processes underlying face preference decisions. Proc Natl Acad Sci USA 104:18253-18258, 2007.
29) Kumar S, von Kriegstein K, Friston K, Griffiths TD : Features versus feelings: dissociable representations of the acoustic features and valence of aversive sounds. J Neurosci 32:14184-14192, 2012.
30) Bach DR, Schächinger H, Neuhoff JG, Esposito F, Di Salle F, Lehmann C, Herdener M, Scheffler K, Seifritz E : Rising sound intensity: an intrinsic warning cue activating the amygdala. Cereb Cortex 18:145-150, 2008.
31) Antunes R, Moita MA : Discriminative auditory fear learning requires both tuned

and nontuned auditory pathways to the amygdala. J Neurosci 30:9782-9877, 2010.
32) Kaneko-Goto T, Sato Y, Katada S, Kinameri E, Yoshihara S, Nishiyori A, Kimura M, Fujita H, Touhara K, Reed RR, Yoshihara Y：Goofy coordinates the acuity of olfactory signaling. J Neurosci 33:12987-12996, 2013.
33) Web版脳科学辞典の「嗅球」の項を (https://bsd.neuroinf.jp/wiki/副嗅覚系)
34) Hopp SL, Owren MJ, Marion JR：Olfactory discrimination of individual littermates in rats (Rattus norvegicus) J Comp Psychol 99:248-251, 1985.
35) Willems S, Adam S, Van der Linden M：Normal mere exposure effect with impaired recognition in Alzheimer's disease. Cortex 38:77-86, 2002.
36) Folia V, Petersson KM：Implicit structured sequence learning: an fMRI study of the structural mere-exposure effect. Front Psychol 5:41, 2014.
37) Park J, Shimojo E, Shimojo S：Roles of familiarity and novelty in visual preference judgments are segregated across object categories. Proc Natl Acad Sci USA 107:14552-14555, 2010.
38) Liao HI, Shimojo S, Yeh SL：Happy faces are preferred regardless of familiarity--sad faces are preferred only when familiar. Emotion 13:391-396, 2013.

参考文献

・村上郁也・編：イラストレクチャー　認知神経科学－心理学と脳科学が解くこころの仕組み．オーム社，2010．
・松田隆夫：知覚心理学の基礎．培風館，2000．
・松村道一：ニューロサイエンス入門．サイエンス社，1995．
・村上元彦：どうしてものが見えるのか．岩波新書，1995．
・宮田隆：眼が語る生物の進化．岩波科学ライブラリー，1996．
・柏野牧夫：音のイリュージョン：知覚を生み出す脳の戦略．岩波科学ライブラリー，2010．
・森憲作：脳の中のにおい地図．PHPサイエンス・ワールド新書，2010．
・栗原堅三：味と匂いの話．岩波新書，1998．
・山本隆：美味の構造－なぜ「おいしい」のか．講談社選書メチエ，2001．

第5章

体を動かす・学ぶ
——運動・学習

第1節 はじめに

　箸で食べ物をつまむ、コップをつかんで水を飲む、立って歩く、ボールを投げ返す……誰にもできるはずの行動である。ふだん私たちはあまりにも何気なくこういう行動をしている。

　しかし、それがうまくできなくなった人たちがやってくるのが医療の現場だ。

　脳梗塞の後遺症、パーキンソン病、事故による神経の損傷、末梢神経障害、ギラン＝バレー症候群、筋萎縮性側索硬化症、ハンチントン病、進行性筋ジストロフィー……実にさまざまな病気によって運動の障害が起こる。

　ことは病気に限らない。今年88歳になる私の父は、冬の寒い日に自宅のトイレ前でうずくまったまま動けなくなってしまった。若い頃は駅伝の選手もつとめた人である。体は頑健なはずだった。それでも加齢による筋力の低下にはさからえず、ついには日常生活に支障が出るようになった。歳をとれば誰でも身体に不自由を感じるだろう。その身体とはまさに運動機能のことである。

　あまりにも当たり前な身体運動がいかに巧妙にコントロールされたものであるかは、それができなくなるとわかる。リハビリの領域で働く人々は、体がうまく動かないことの悩みを訴える人々に日々接していることだろう。

　私たちは自分の体の運動をどのようにコントロールしているのだろうか？この章ではまず運動と脳の関係を考えてみよう。

　それから、行動を変えるテクニックについて考える。このテクニックは「学習心理学」と呼ばれる領域の中で発展してきたもので、本来は運動だけを対象

にしたものではない。しかし、このテクニックは運動機能の改善に役立つと思うので、ここで取り上げることにした。

最後に、これらを統合するような形で、運動の学習とは何かについて、理論的な話をまとめておく。この理論は現在でも発展途上にある。これからまた新しい発展があるだろう。その期待を感じながら「運動」についての章をしめくくることにしたい。

第2節　運動を制御する脳

脳からの指令

意思による運動（随意運動）を直接制御しているのは大脳皮質の運動野である。

それはドイツの生理学者グスタフ・フリッチュとエドゥアルト・ヒッツィヒの発見に始まる。

1870年、彼らはイヌの脳を電気で刺激して、特定の筋肉が動くことを見つけた。この実験はヒッツィヒの自宅で行われ、手作りの刺激装置が使われたという。二人が見つけたのは、脳を刺激すると体が動く部分とそうでない部分があること、脳の右を刺激すれば左が動き、左を刺激すれば右が動くことであった。

この論文はインターネットで手に入るので、私は試しに読んでみたが、今日の目から見るとまるで物語のようでわかりにくい[1]。図としてはイヌの脳を上から見た絵が1枚載っているだけである。

しかし、この論文のインパクトは大きかった。なぜならば、脳が電気の信号で働いていることを初めて示したものだったからである。ガルヴァーニの発見以来、神経の信号が電気であることはわかっていたが、脳もそうであるとは示されていなかった。日本で言うと明治の初期にあたるこの発見が今日につながる脳科学の扉を開けたのだった。

大脳皮質運動野

ヒトの大脳皮質運動野（一次運動野）は**図5.1**のような縦に長い領域である。この領域がそれぞれ体の特定の部位の運動とつながっている。

第5章　体を動かす・学ぶ —— 運動・学習

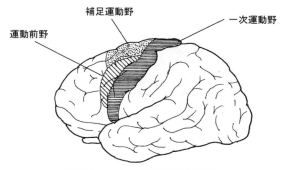

図5.1　ヒトの大脳皮質運動野

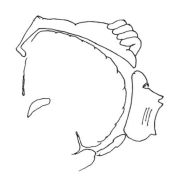

図5.2　脳の中のホムンクルス（文献2を参考に描く）

　アメリカのワイルダー・ペンフィールドらが、ヒトの脳のどこを刺激するとどこが動くかを綿密に調べた。その結果をまとめたのが、ゆがんだ人間像のようなこの絵（図5.2）である[2]。この絵を見ると、顔と口のあたりが異様に大きい。それらを動かすことが私たちにとっては大切なのだろう。
　一次運動野にある錐体細胞が脊髄の運動ニューロンに出力を送っている。それで、随意運動の系は「錐体路」とも呼ばれる。
　四肢が麻痺した患者の一次運動野にたくさんの電極を取り付け、神経の信号を加算すると、カーソルのような機器を意思で動かすことができる（図5.3）[3]。21世紀の初頭に行われたこの研究は、「ブレイン・マシン・インターフェイス」と呼ばれる技術のさきがけである。その技術は急速に進歩し、いまでは私たちの脳から「意思」を読み取り、外部機器を動かして、体の動きが不自由な人の生活を助けるところまで進んできた。この技術が本当に福音になるのか、それとも限定的な有用性しか持たないのか、いまの時点では私には何とも言えな

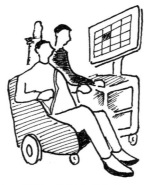

図5.3 脳からの信号で機器を動かす（文献3を参考に描く）

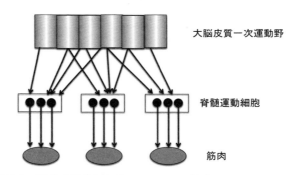

図5.4 運動皮質神経細胞のモジュール構造（文献4を参考に描く）

い。ともあれ神経科学と工学のコラボによる技術の進歩はめざましい。

　ただし、一次運動野のニューロンがひとつひとつ特定の筋肉に対応しているわけではない。図5.4のように、いくつかのニューロンが「モジュール」を作り、脊髄にある運動細胞のグループとネットワークを作っている[4]。このネットワークによって、私たちが体を動かすときの方向や力、タイミングなどが調節される。

運動前野

　一次運動野の前方に「運動前野」と呼ばれる領域がある。ここは高次の運動野と言うべきところで、感覚と運動を統合している。

第5章 体を動かす・学ぶ —— 運動・学習

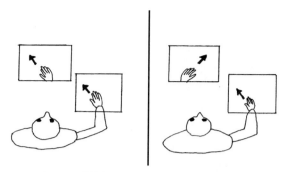

図5.5 「鏡」の実験（文献5に基づいて描く）

　たとえば、サルを使って図5.5のような「鏡の実験」をやってみる[5]。この実験では左右を反転させたディスプレイに自分の手を映す。ディスプレイの中の目標が右にあるときには、実際には手を左に動かさなければいけない。このとき運動前野のニューロンは手を動かす前に活動し、しかも実際の手の動きではなく、ディスプレイ上の手の動きに対応して活動する[6]。すなわち運動前野が司っているのは筋肉に対応した信号ではなく、「こちらに動かそう」という意思というか意図というか、そういう命令と関係した信号なわけである。

　運動前野には「空間」と「自分」をつなげる役割もある。運動前野が障害されると障害物をよけてモノを取るとか字を書くとかいったことがうまくできなくなる。

　その役割は「空間の中の他者の認知」にも及ぶ。運動前野には自分が何かの運動をするときと、同じ運動を他人がやるのを見たときとの両方に反応するニューロンがある。このニューロンははまるで他者の動きを鏡に映して自分が見ているような感じがするので、「ミラーニューロン」と名づけられた[7]。ミラーニューロンはコミュニケーションや共感の基盤になっているのではないかという話もある。ただし、ここまで来ると特定のニューロンの話ではなくなってくる。実は、他者の運動や意図に応答する領域は脳の中のかなりいろいろなところに散らばっている。それでこの頃ではこれらを総称して「ミラーシステム」呼ばれるようになってきたが、この話にはここでは深入りしない。

補足運動野

　一次運動野の内側に丸め込まれるように「補足運動野」と呼ばれる領域がある。

　ここが障害を受けると自発性が低下し、時間的な順序に従った手順が必要な動作や、左右の手の協調動作がうまくできなくなる。補足運動野は運動の計画に関与しているようである。

　たとえば、サルに3種類の系列的な運動を訓練し、どの運動をやれば良いかを視覚的に教える。このとき運動前野のニューロンは視覚的な手がかりを見ながら運動するときに活動するのに対して、補足運動野のニューロンは記憶に頼って「これから何をすれば良いか」を考えているときに活動する[8]。そういうわけで、補足運動野には「意思」に関係するニューロンがあるという考えもある。

運動を学習する脳：小脳

　私たちは歩くときに、「左足を出そう、次に右足を出そう、それからまた左足を出そう」とはいちいち考えていない。

　それなのにどうして左足と右足の筋肉を交互に動かすことができるのだろうか？　それは、そのための信号のセットが小脳に蓄えられているからである。小脳が壊れるとうまく歩くことができなくなり、いわゆる千鳥足になる。お酒を飲んだときに千鳥足になるのは、小脳がうまく働かなくなったからである。

　小脳と脊髄の間には図5.6のようなループがある[9]。そのためにいちいち考えなくてもリズミカルに体を動かすことができる[10]。

　歩くことだけではなく、たとえばボールを投げるとかバットを振るとかいうことでも、慣れた行動なら考えずに複数の筋肉を上手に動かすことができる。慣れないうちは運動指令をひとつひとつ大脳で考えているが、それが小脳にコピーされるのである。

　小脳にはそういう「運動指令のコピー」が入っているが、小脳の役割はこれだけではない。

　的に向かってボールを投げるとしよう。それが右にそれたとする。

　そうすると今度は少し左に向かって投げるだろう。こうやってだんだん上手に的に当てることができるようになる。

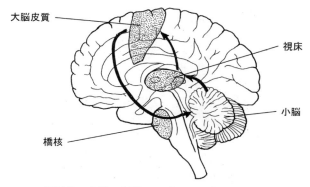

図5.6　大脳−小脳ループ（文献9を参考に描く）

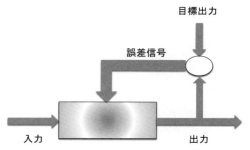

図5.7　教師あり学習（文献11を参考に描く）

　こういうときには、図5.7のように、「このように筋肉を動かした」という出力と、「その結果はこうだった」という入力とが照合されて、行動が修正されていく。工学畑の人はこれを「教師あり学習」と呼んでいる[11]。
　こういう「教師あり学習」すなわち「誤差情報に基づく行動の修正」をやっているのが小脳なのである。

小脳の神経回路

　小脳は大脳とループを作り、大脳から小脳へ、小脳から大脳へと情報が双方向にやり取りされている。そのやりとりの中で行動が修正される。
　小脳には何種類かのニューロンが整然と並んでいる。その一部を模式的に描き出してみると、図5.8のようになる[12]。大脳からの信号は「苔状線維」を伝

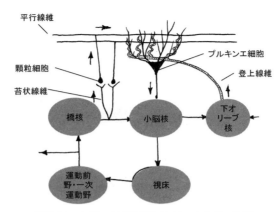

図5.8　小脳の神経回路（文献12を参考に描く）

わって「顆粒細胞」に届く。苔状線維は約5000万本、顆粒細胞は約5億個もある。その先に約1500万個の「プルキンエ細胞」がある。この経路が出力信号に相当する。

一方、「下オリーブ核」から「登上線維」を介してプルキンエ細胞に届く経路がある。これが「目標出力」からの信号、すなわち教師役になる。

この2つの信号がちょうど良いタイミングでプルキンエ細胞で合体すると、プルキンエ細胞の活動はしばらくの間抑制される。これが伊藤正男によって発見された「長期抑圧（LTD）」である[13]。

プルキンエ細胞は運動の出力に通じる「小脳核細胞」の活動を抑制しているので、結局、プルキンエ細胞の活動が抑制されると、小脳核細胞の活動は盛んになる。その小脳核細胞からの出力が大脳に返され、運動野に届く。

大脳と小脳の情報のやりとりは、「誤差信号」がゼロに近づくまで続く。誤差信号がゼロになると、プルキンエ細胞の活動は抑制されない。したがって小脳核細胞も盛んに活動しない。これが目標に到達した状態で、大脳はそのまま運動指令を出せば良い。

このことは早くから理論的に予測されていたが、サルが目標に向かってカーソルを動かすという実験で実際に確かめられたのはわりと最近のことだった[14]。

報酬を予測する脳：大脳基底核

新しい運動習慣を獲得するときにはいつも「教師あり学習」を行うわけではない。

たとえばこの図5.9は、耳の不自由な子が発音の練習をしているところである[15]。上手に発音できるとランプがつく。このランプがたくさんつくように自分の声を修正していくのである。

これは一見するとランプという「教師」のある学習のように見えるが、そうではない。この子には自分の声は聞こえないので、ランプの数は行動を修正する「教師」にはならない。どうすれば上手な発音ができるか、つまりランプをたくさんつけることができるかは、この子が試行錯誤で学んでいく。

こういう「試行錯誤学習」、工学畑の言葉で「強化学習」と呼ばれる学習には、脳のまた別の部分がかかわっている。

その部分が大脳基底核である（図5.10）。

大脳基底核はいくつかの神経回路が集まった構造で、線条体、淡蒼球、中脳の黒質などを含む。大脳基底核も大脳皮質とループを作っていて、大脳皮質－大脳基底核－視床－大脳皮質と情報が回っていく。このループはひとつではなく、運動にかかわるもの、情動にかかわるもの、認知にかかわるものなど、少なくとも3本のループがある。それらは並列的に情報を処理しているらしい。また、大脳基底核からは脳幹を通って脊髄に下りていく経路があり、この経路が運動のパターンを制御している。

大脳基底核の中でも中脳の「黒質」と呼ばれる領域から線条体に至る経路は、運動の開始に重要である。この経路は神経伝達物質としてドーパミンを

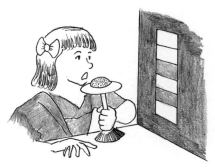

図5.9 発音訓練（文献15を参考に描く）

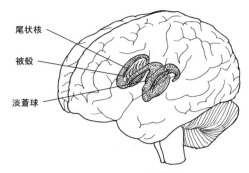

図5.10　大脳基底核

使っている。黒質のドーパミンが枯渇し、線条体に信号がうまく届かなくなった病気がパーキンソン病である。

　パーキンソン病は医療現場の人にはなじみの深い病気であろう。無動、固縮、振戦が主な症状である。歩こうとしてもなかなか一歩が踏み出せず、ようやく踏み出すとちょこちょこ駆け出すような感じになる。またその動きをすばやく止めることもできない。患者の腕を持って動かそうとすると、歯車を回転させるときのようにがたがたと硬い。何もせずに立っているときに指先が小刻みに揺れたり、口元がゆがんだりする。パーキンソン病の治療には脳のドーパミンを増やす薬剤が使われる。だが、長期間服用していると効き目が薄れたり、運動系の副作用が起こったりする。現在ではiPS細胞を使った臨床研究が計画されていることはご承知の通りである。しかしiPS細胞も黒質の変成を抑制する根治治療ではない。進行していくのでリハビリもなかなか難しいが、現場の地道な努力が救いである。

　線条体はスムースな運動開始や運動の遂行にかかわっている。習慣になった運動が一種の記憶として蓄えられているのも線条体である。

　その証拠になるサルの実験がある。

　サルがレバーのスイッチを押し下げ、光がつくと手を放すように訓練する。光の明るさを変えて、明るい光のときに手を放したときだけジュースを与える。これを十分上達するまで訓練すると、線条体ニューロンの活動頻度は光の明るさに応じて変わる。習慣が線条体に記憶されていることを示す例と言えるだろう。ここで、明るさとジュースの関係をでたらめにすると、線条体のニューロンの活動は系統的な変化を示さなくなる。線条体のニューロンは「もうすぐジュースがもらえる」という期待も表現しているのである[16]。

第5章　体を動かす・学ぶ ── 運動・学習

運動の制御と座標系

話を運動に戻そう。

「右に曲がる」というとき、体を右に曲げることを考えるだろうか？　それとも、自分がいまいる空間の中で右側に向かうということを考えるだろうか？

ここに「座標」という問題が出てくる。

「体を右に曲げる」意味なら、それを「自己身体座標系」に基づいた行動という。また、「空間の中で右側へ行く」という意味なら、「空間座標系」に基づいているという。私たちは主にどちらを使っているのだろう？

ラットを使った実験でこのことが調べられた。

これは簡単だが面白い実験だ。この実験には図5.11のように、上から見たときに十字架の形をした走路を使う[17]。空間の位置を表すために東西南北という言葉を使おう。実験者から見て手前がこの図では下、つまり南である。まず、西に餌を置いておく。ラットがその餌を取るように訓練するのである。

さてこのときラットは自己身体座標系に従って「左折」を学習したのだろうか？　それとも空間座標系における「空間の中で西」を学習したのだろうか？

それを確かめるには、ラットを北に置いて、そこから出発させればよい。もし「左折」を学習したのなら、東に行くはずである。しかし、「空間の中で西」を学習したのなら、いままで一度も練習したことはないが、右折するはずである。

答えは、不思議なことに、学習させてからテストするまでの時間によって変わった。学習してから8日目にテストすると、ラットは右折して西に曲がった。空間座標系を使ったのである。ところが16日目にテストすると、ラットは左折した[18]。自己身体座標系を使うようになったのである。

どうしてこういう変化が起こるのかはわからない。記憶の構造として深い部

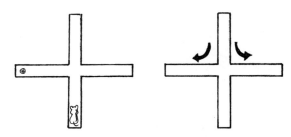

図5.11　場所学習と反応学習（文献18を参考に描く）

113

分に自己身体座標系があり、浅い部分に空間座標系があるのかも知れない。この2つの座標系はそれぞれ脳の中の違う場所にかかわっている。リドカイン（局所麻酔薬）を使って脳の活動を部分的に止めてみた実験結果からすると、空間座標系は海馬にあり、自己身体座標系は大脳基底核の一部、尾状核にあるらしい。

　人間の場合はどうだろう？　私たちはどちらの座標系を使っているだろうか？

　実は両方なのだが、実際に何か運動をするときには、まず空間座標系の中で「どこからどこに手や足を動かす」という軌道が計算される。これは大脳皮質の運動野と運動前野が協調して行っている。

　それから、その軌道を実際に動くために、自分としては右手をこう動かせば良いとか、左足をここに進めれば良いとかいったふうに、自己身体座標系にそれを展開する。これは大脳－小脳ループの仕事らしい。こうやって運動指令が作られ、運動野から脊髄に指令が下りていく。ただし、脳の中ではこの2つの座標系は入り混じっている。

第3節　行動の形成と維持

オペラント条件づけ

　ここからは脳の話を少し離れて行動に働きかけるための実践的なテクニックについて述べよう。

　ここで述べるのは「オペラント条件づけ」と呼ばれるテクニックである。冒頭で「学習」と述べたが、それを「条件づけ」と言い換える。なぜかというと、学習された行動とは、よく刈り込まれた庭のようなもので、「こういうときに」、「こういう行動をする」という「if」と「then」の関係、すなわち「条件がついた」関係を持っているからである。

　「オペラント」は日本語にならない言葉で、アメリカの心理学者（自らは心理学者と呼ばれるのを嫌ったらしいが）バラス・スキナーの造語である。「オペレーション」をもじっていると思う。「環境に働きかける」というような意味である。イギリスの心理学者はスキナーの門に下ったように思われるのがイヤなのか、この言葉を使わず、「操作的」とか「道具的」と呼んでいる。

　オペラント条件づけは、「こころ」に働きかける高級な(?)方法とは異なって

いる。第2章で述べたように、明確に定義され、頻度や時間の基礎データが取得できた行動を対象にする。それを増やしたり減らしたりする方法がオペラント条件づけである。

さまざまな批判とそれへの答え

　オペラント条件づけは主に動物実験で開発されてきたテクニックである。そのため、いろいろに批判されてきた。人間を動物と同じに扱うのかといった素朴な反感もあるだろう。それに対しては、人間も動物ですと答えるほかはない。ここで私たちは「体がうまく動かせなくなった人」を対象にものを考えていることを思い出そう。カウンセリングではこういう人々の体を動かすことはできないだろう。

　また、さまざまな行動の中から、明確に定義と観察ができるものだけを切り出すことに意味があるのかといった批判もある。それに対しては、ひとつでも成果をあげることができれば、それは他の行動に広がっていくでしょうと答えよう。

　さらに言うと、オペラント条件づけの動物実験では、餌や水のような具体的な報酬を使うことが多い。それで、オペラント条件づけは「しょせんはアメとムチの原理だ」と批判されることもある。だが、相手が人間の場合、報酬として機能するものの範囲はもっと広い。うなずく、ほほえむ、抱擁する、相づちをうつ、相手の言うことを受容し、理解したことを言葉や態度で示すといったことがみな報酬として作用する。「それもアメとムチだ」と言われれば仕方ないが、そこまで言うなら、そうではない原理を教えてくださいと言うほかない。

オペラント条件づけの問題点

　しかしながら、オペラント条件づけは強力なテクニックであるがゆえに、悪用されたらおそろしい。原理的には、誰かの思うままに相手の行動を制御することができる。それは従順なロボットと変わらない。しかもこの技術は20世紀の資本主義・帝国主義と同期して発達してきた。こういうことから、たとえば、システム理論を打ち立てたフォン・ベルタランフィは、オペラント条件づけのことを「人間をでくのぼうにする技術だ」と批判した（ルードヴィヒ・フォン・ベルタランフィ、長野敬・太田邦昌・訳、一般システム理論、みすず書房、

1973)。私もいくぶんかはベルタランフィに同意する。私の行動がすみずみまで制御された世界には住みたくない。

　だがこの批判に対しては、制御する人とされる人とが対等な立場に立つことが大事だと答えよう。命令と服従の関係ではない。あなたの行動が良い方に変わってくれれば私は嬉しい。つまりあなたが私の「嬉しいと思う気持ち」を制御している。行動を制御する側が権力を持ち、制御される側がそれを持たないとすると、まことによろしくない。双方向の対等な関係が担保されていなければならない。

　だから、人の行動をどのように制御していくかをメンバーでお互いに話し合って決めていくのが良いことである。このように思う私はきっといまもどこかで「専門家の持つ権力性」に疑いの目を持っているのだろう。

オペラント条件づけの利点

　意外と理解されてない、というか誤解されているオペラント条件づけの「良いところ」を2つばかり挙げておく。

　第1に、オペラント条件づけは人間の自発性を重んじる。強制的に行動を作っていく方法とは違うのである。自発しない行動が増えたり減ったりすることはない。ときには、対象とする行動が自発するまでじっくり待つ。それには忍耐力が必要である。いきなり目的の行動が出てくることはないかも知れないが、そうしたらそういう行動の萌芽を見定めて、それが自発されるのを待つ。

　第2に、それは「落ちこぼれ」を作らない。人それぞれに最適の方法があるはずで、そういう方法を探す。集団を相手にして平均値でものを言う世界とは違うのである。「これは失敗しました」ということは、原理的にあり得ない。それはまだ良い方法を見つけていないだけだと考える。

　薬物依存患者の作る「自助グループ」のうち、うまく運営されているところは、オペラント条件づけの原理を応用している。当事者はそれをオペラント条件づけだと思っていないかも知れないが、私の目で見ると、それはオペラント条件づけそのものである。たとえば、「言いっぱなし、聞きっぱなしの原則」というものがある。ミーティングでは誰でも何でも話して良い。それに対して批評めいたことを言ってはいけない。ただし、うなずいたり微笑んだり、ときには泣いたりするのは良い。これは自発的な発話を増やす方法として機能しているだろう。また、合宿生活を始めた当初はかなり行動が制限されているが、ある程度の期間ドラッグの再発（スリップ）を起こさずに暮らすことができる

第5章　体を動かす・学ぶ——運動・学習

と、その長さに応じて自由にできることが増えていく。これは目標に向かって少しずつ行動を形成していく「強化」にほかならない。ただし、自助グループには先生役や指導者はいない。こういうルールはみんなで決めて実践している。誰も命令で動いているわけではない。

　これには面白い余談がある。自助グループから発展した「治療共同体」としてアメリカで有名な「デイトップ・ロッジ」というグループホームがある。

　集団生活をしながら社会復帰していくプログラムは、スキナーの考えを徹底的に実践していると言って良かった。ところがこの「デイトップ・ロッジ」を激賞したのがアブラハム・マズローという心理学者であった。マズローは普通には「人間性心理学」の創始者とされ、条件づけなどとは違うヒューマンな心理学を打ち立てたように言われている。しかしそのマズローをして「理想郷」とまで言わしめたのが条件づけでコテコテのグループホームだったのだ。

行動の形成：スモールステップ

　薬物依存の話はそれくらいにして、行動の形成とは、前に「行動の観察」のところで述べた原則に従うと、エピソードの頻度を増やすか、減らすか、または、あるエピソードが起こるまでの潜時を短くするか、長くするか、またはエピソードの持続時間を短くするか、長くするかのどれかである。

　形成しようとする行動を決め、ベースラインを測定したら、次には目標を決める。これも第2章の行動の観察のところで述べたのと同じで、目標も頻度か時間かで明確に定義しておく。私たちはあくまでも「目に見えること」、「数えられること」を相手にしている。

　たとえば、リハビリでゲートボールをやるとする。そうすると、「ゲートボールを楽しめること」とか「ゲートにボールをうまく入れられるようになること」というのは目標として漠然としすぎている。こんなことを目標にしてはいけない。そこでたとえば、「ゲートから10メートル離れたところからスティックを使ってボールを打ち、10回に7回以上ゲートに入れられること」というふうにかっちり決めておく。

　目標が決まったら、現状（ベースライン）から目標に至る道筋を細かいステップに分ける。

　オペラント条件づけでは「急に難しくなる」ということがあってはいけない。いつの間にかだんだんステップアップしていくようにする。

　ゲートボールの例を続けると、ひとつのやり方ではあるが、たとえば、ゲ

トからの距離を最初は2メートルから始める。次に4メートル、次に6、次に8、というふうに伸ばしていく。そのたびに目標を達成したことを確かめて、次のステップに進むのである。

　ステップアップのスピードにも気をつけなくてはならない。ある段階を合格したらすぐに次へ、というのは理想ではある。しかし、それを繰り返していたら相手は常に「難しいことにチャレンジさせられている」と思うかも知れない。しばらくの間、「成功の喜び」を味わうことができるようにするのも良いだろう。

　オペラント条件づけがうまくいく秘訣は「常に成功体験を繰り返す」ことにある。あるステップが失敗で終わり、それでも次に進むことは原理的にありえない。患者は常に「やすやすと成功する」ことを繰り返す。その原理を最もよく応用したのが、「プログラム学習」というものである。看護教育などにも取り入れられているから、経験したことがある人もいるかも知れない。そこではほとんど機械的に反応していれば常に満点が取れるようなプログラムが順次進んでいく。もし、あなたの「プログラム学習」の経験がそうでなかったとしたら、それはうまくプログラムされていなかったのである。

行動の形成：強化と弱化

　ステップを作ったら、次には、行動をどうやって強化するかを決める。
　「強化」はreinforcementという。もともと何かの力があったところに何かの力をもってそれを「支える」というような意味合いである。「援軍」という意味にも使われる。厳密に考えると、何が強化されているのかを言うのは難しい。行動そのものかも知れず、目には見えない「習慣」のようなものかも知れない。しかし、オペラント条件づけでは目に見えないことは相手にしない。強化されたら行動の頻度は増える。反対に、行動の頻度が減ったら、それは「弱化」という。強化に使うものを「強化子」、弱化に使うものを「弱化子」という。
　私たちが日常生活で何らかの行動を続けているからには、その行動は必ず何かで強化されている。強化子はひとつだけとは限らない。仕事という行動を続けるための強化子は給料であるかも知れないが、「達成の喜び」も強化子になるだろう。
　あるいは、ネガティブではあるが、「叱責を避けるために（仕方なく）仕事をする」こともあるだろう。このように「何かの除去」が強化子になる場合は「負の強化」という。「痛み止めを飲んだら痛みが消えた」というような場合で

ある。ただし、負の強化はしばしば不快な出来事と結びついている。これはオペラント条件づけにとってあまり良いことではない。そこでこれからは「強化」といえば普通の強化（正の強化）を考えることにしよう。

「弱化」もまた不快なことと結びつく場合が多い。

思わず患者を叱るとか、同僚に皮肉をあびせるとか、弱化を日常生活の中で使うことがないとは言えない。しかし、弱化には問題がある。弱化子には副作用があるからだ。たとえば、弱化したい行動以外の行動も全般的に抑制されてしまう。また、弱化子の抑制効果は一時的でしかなく、その効果が消えた後には前にも増して問題の行動が増える。さらに、攻撃のような他の行動を導いてしまう。

だから、「この行動を減らしたい」と思うときには弱化を使わないのが得策である。それには、問題の行動と両立しない別の行動を強化する。

たとえば、他の患者に乱暴なことをする患者がいたとする。「とりあえずやめさせる」ことに目がいくが、それは得策ではない。

そこでこう考える。たとえば、その乱暴な行動と「お辞儀と握手」は両立しないだろう。そうしたら一生懸命「お辞儀と握手」を強化する。乱暴な問題行動そのものには手をつけなくてもよい。別の行動が形成されたら、「行動対比」という現象によって問題の行動は必ず減る。

強化子は実にいろいろである。子供に行動療法を始めるときには、保護者から聞き取りをして、子供の好きなものを聞いておき、それを使うことがある。リハビリの現場などではコインのような形をしたチップとか、ポイントカードに貼るようなシールとかを使うこともある。こういうものは「トークン」と呼ばれる（図5.12）。この図5.12は私がダイエットを始めようとして、とりあえず自分の行動を記録し、自分の行動に「ごほうび」をあげることを考えて作っ

	2/23	2/24	2/25	2/26	2/27	2/28	2/29
酒飲まない	☆		☆		☆		☆
野菜食べる	☆	☆	☆	☆			
青魚食べる					☆	☆	
夜8時以降食べない	☆		☆		☆	☆	☆
30分以上早足で歩く	☆			☆		☆	
筋トレする			☆			☆	☆
6時間以上寝る	☆	☆	☆				
合格日(☆4つ以上)	◎		◎		◎	◎	◎

◎10日で本1000円分とする。

図5.12　トークンエコノミー

たものである。ここでは私が買いたい本を買うために小遣いをためることを考えた。そのためには◎を10個集め、とりあえず1000円ためる。本当は誰か他の人からもらいたいが、誰もくれないので自分でためることにした。ある日の私の行動が◎だったかそうでなかったかは☆の数で決まる。☆が4つ以上つけば、私は自分を「合格」とし、その日には◎をつける。☆から◎へ、◎から1000円へ、というステップを考えたわけである。

　金銭のような具体的なものばかりが強化子になるとは限らない。先に述べたように、うなずく、微笑む、声をかける、ほめる、手をにぎる、ハグする、このような介護者（治療者）や仲間の行為も強化子になる。一種類の強化子だけを使い続けていると「慣れる」ということもあるから、時折変えることを考えた方が良い。

　強化をするタイミングは、目標とする行動が出現した直後でなくてはならない。子供が良いことをしたとして、「あとでほめよう」と思うのはダメである。これは後で述べる「随伴性」に関係がある。強化が遅延すればするほど、その効力は小さくなる。

行動の維持：強化スケジュール

　行動形成の初期には、目標とする行動が出るたびに強化するのが良い。しかし、これをいつまでも続ける必要はない。順調に出現するようになった行動はときたま強化すればよく、その方が行動は安定する。

　その「ときたま」というやり方も組織化できるし、そうすべきである。行動の訓練は計画を持ってやるべきで、行き当たりバッタリは良くない。

　基本的な考え方として、「回数」によるものと「時間」によるものとがある。回数というのは目標とする行動の回数を数え、何回に1回の比率で強化するということである。時間というのは目標とする行動に対して何分（秒でも時間でも良いが）に1回の頻度で強化するということである（正確に言うと、一度強化してから所定の時間が経過した後の最初の行動を強化する）。

　前者を「比率（ratio）スケジュール」、後者を「時隔（interval）スケジュール」と呼ぶ。

　比率スケジュールにも時隔スケジュールにもそれぞれ「固定」と「変動」という2つのタイプがある。すなわち合計4種である。

　この4種のスケジュールのもとでは、それぞれ特徴的なパターンの行動が作られる。

第5章 体を動かす・学ぶ ── 運動・学習

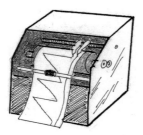

図5.13 累積反応記録器（文献19を参考に描く）

　そのパターンを表すためには「累積反応記録」というものを使うのが便利である。

　図5.13のようにチャート紙をゆっくり流し、目標とする行動が出たらペンを少しだけ上方に動かす[19]。行動を強化したら、そのときは右下に小さく振ってそのことを示す。この図を使うと、何も行動してないときはフラットな水平線になる。行動の頻度が高いときにはグラフが急峻に立ち上がる。

　リハビリの現場でチャート紙を使うのは無理だろうが、結果を視覚的に表すことは、何度も言うが、とても大事である。数字の羅列だけでは私たちには傾向はわからない。グラフにしてみてはじめて「効果があったようだ」とか「これでは効果があったとは言えない」というようなことがわかる。

主な強化スケジュールとその下での行動

　固定比率（Fixed Ratio：FR）スケジュールのもとでは、累積反応記録は図5.14aのように階段状のパターンを描く。すなわち、一定のペースで行動し、休む。また一定のペースで行動し、休む。これは「歩合制でノルマが決まって

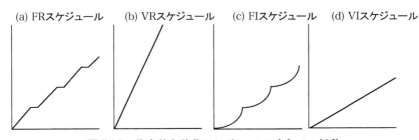

図5.14　代表的な強化スケジュールのもとでの行動

121

いる仕事」と考えたら良い。たとえば、内職で電子部品を作っているとして、300個ごとに50円の報酬というようなことが決まっているとする（安いが）。こういうとき、人は休み休み仕事をし、いったん仕事に取りかかったら一区切りするまではほぼ一定のペースで仕事を続ける。これがFRの特徴である。強化の後にはほぼ必ず「一休み」が入る。ノルマの要求が大きいと休む時間が長くなる。

変動比率（Variable Ratio：VR）スケジュールではどうなるだろうか？
このときには図5.14bのように傾きの大きい直線が描かれる。安定した高頻度のパターンが維持されるのである。すなわち、人は一生懸命のべつまくなしに行動する。ギャンブルがこのスケジュールである。ギャンブルというものは、こちらが手を出さなければ儲けも損もない。時間が経てば儲かるというものではないから、ギャンブルは時隔スケジュールではなく比率スケジュールである。時々勝つが、いつ勝つかは決まってない。しかし、大きな目で見れば、だいたいの平均が決まっている。こういうふうに「だいたい平均が決まっている」のが変動スケジュールの特徴である。

VRスケジュールを使われると、人はハマって抜けられなくなる。ここで、良くないことだが、オペラントの悪用ということを考えてみよう。人をまるで馬車馬のように働かせたければ、変動比率スケジュールを使えば良い。つまり仕事をギャンブル化するのである。たとえば、ある作業に対して、あるときには立て続けにほめる。その後はずっとほめない。ただ、大まかには平均して何回に1回ほめる。そうするとその作業にはまことに熱心に従事してもらえるであろう。

実は、飛び込みの営業訪問はこれに似ている。足を運ばなければ契約は取れない。何軒訪問しても一件も契約が取れないときもあり、短い間に複数の契約が取れることもある。研究もこれに似ている。実験しなければ成果は出ない。長いスランプがあるかと思えば、短い間に驚くほど多くの発見が続くこともある。だからこういう仕事に人はハマる。要は仕事の質の問題ではなく、強化スケジュールの問題なのである。人を巧妙に使う職場では、たとえば報奨制度のようなものが、必ずVRスケジュールに従うように作られているであろう。

固定時隔（Fixed Interval：FI）スケジュールとは、週給制の仕事を考えたら良い。あるときに給料をもらったら、一週間たった後の仕事でないと給料はもらえない。この場合は、次の給料日が近づくにつれてだんだんと仕事のペースが上がってくる（図5.14c）。「やったり、やめたり」というFRのようなパターンではなく、ずっと仕事をし続けてはいる。ただ、強化がもらえた直後の行動頻度は低い。私たちも、給料日が近づいてくると、何となくせかせかと仕事を

第5章　体を動かす・学ぶ――運動・学習

するようになっているのではないだろうか。

　変動時隔（Variable Interval：VI）スケジュールでは、強化の時間間隔が一定していない。平均だけが決まっている。その実例としては、「話し中のことが多い電話をかける場合」がこれに当たるという。たとえば、電話でコンサートのチケットの予約をすることを考えよう。発売開始と同時に電話をしてみるが、もう話し中である。もう1回かける、また話し中。つながるかつながらないかは相手の通話時間による。自分がたくさんかけたからつながるというものではないから、比率スケジュールではない。また、予約電話の話し時間というのは決まっているわけではないが、だいたい一件が30秒ぐらいだろう。そう考えられるから、これはVIスケジュールだというわけである。この場合はどんな行動をするだろう？　実はほぼ一定のペースで、早すぎず、遅すぎず、中庸の行動をする（図5.14d）。予約の電話はそんなふうにかけていないだろうか？　VIスケジュールは、安定した行動を作りたいときに役に立つ。

　強化スケジュールにはこのほかにもいろいろなものがある。2つ以上のスケジュールが連動していることもある。私たちの日常生活は、複数の強化スケジュールのもとで維持されたたくさんの行動から成り立っている。

　それをひとつひとつ分解するのは難しい。だが、何かの行動を形成しようとする人、訓練しようとする人は、自分がどんなパターンの行動を作りたいか、それによってどういう強化スケジュールを使うかを意図的に決めておかなければならない。

　もうひとつ大事なことがある。これまでの話でわかるかも知れないが、オペラント条件づけの世界には「やる気」という概念がない。その概念には意味がないと考える。「やる気を出すための工夫」などはいらない。それは強化スケジュールの問題なのである。

　やる気がないということは、累積反応記録が限りなく水平のフラットに近いということだ。どうしてそういうことが起こるのだろうか？　まず、FRスケジュールが使われていて、比率（ノルマ）の要求が大き過ぎることが考えられる。あるいは、FIスケジュールが使われていて、次の強化までの時間が長過ぎることも考えられる。そのどちらかである。したがって、「やる気」を示してもらいたければ、大事なのは、強化スケジュールを変えることなのである。

オペラント条件づけの実践例

　オペラント条件づけをいわゆる障害児の教育に使った例をひとつ挙げよう（図5.15）[20]。
　対象は14歳4ヵ月の男子で、幼稚園時代から落ち着きがなく、多動傾向が出ていた。小学生のときから教室に入らない、教室から飛び出す、他児に乱暴する、集団に入らず孤立している、といった傾向が出て、現在まで続いている。知能は鈴木ビネーでIQ50とされたが、古い記録なので本当に精神遅滞なのかどうか、しっかり検査できたのかはわからない。現在は作業所に通い、箱を作っているが、すぐに作業場を離れ、作業が続けられない。そこで、「作業場所に続けていること」と「作業を続けること」を目標行動として、オペラント条件づけを開始した。
　まず、「第1強化」と書いてある期間では、とにかく一定時間作業台の上にいる行動を形成した。これには作業台の上で5分過ごすと自動的にランプのつく装置を作り、FR1（つまり、ある時間が経つと必ずランプがつく）で強化した。そのとき、訓練者は彼の頭をなでながら、「○○君が席についていたからランプがついたのですよ。ランプがついたからシールを貼ってあげるね」と言って台紙にシールを貼った。
　それから、「第2強化」期間ではいよいよ「作業」という行動を強化した。これには作業しているときにONになるスイッチを作った。5分間作業するとFR1でランプが点灯し、シールが貼ってもらえるようになっていた。
　シールが第1期間では12枚、第2期間では9枚たまるとダルマが1個もらえた。そのダルマが10個になると、前から欲しがっていた自転車が買ってもらえることになっていた。たぶん、自転車は1台で満足するだろうから、これをい

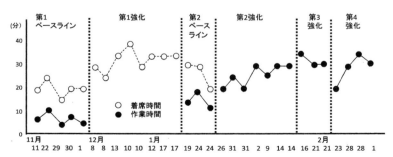

図5.15　オペラント教育の効果（文献20に基づいて描く）

ちおうの「完成」と見なしたのだろう。

　図5.15を見ると、第1段階では明らかに着席時間が増えている。第2段階では徐々に作業時間が増えていく。図には第3強化、第4強化まであるが、それは作業してランプがつく時間を10分、15分と延ばしていったのである。ベースラインの測定から最終期間の完成、すなわち自転車が買ってもらえるまでにだいたい3ヵ月半かかっているが、まずまず順調な伸びと言える。

　あなたにはこういうケースがベルタランフィの言う「でくのぼう」、「人間ロボット」、「機械化大量生産時代に望ましい人間像」を作っているように見えるだろうか？　自動でランプがつく作業台に人間を乗せることなど人間の尊厳をないがしろにしているだろうか？　もしかしたらそうかも知れない。しかし、それならばあなたは、IQ50とされ、乱暴で、多動で、先生の言うこともきかず、部屋から飛び出してしまう14歳の少年に何ができたか？　オペラント条件づけ以外に有効な方法があっただろうか？

　私たちが相手にするのは、19世紀的な古典的、市民的な教養を備えた自由人ばかりではない。どんな人も相手にしなければならない。このときには、実質的にオペラント条件づけ以外に使える手段はない。

多層ベースライン

　図5.15を見るとわかるように、オペラント条件づけには「ベースライン」の期間というのがある。この期間は行動の自然な頻度を調べるために、とくに訓練や介入を入れずに行動を記録する。そこに倫理的な問題がある。

　悩みをかかえている人に対して、「これからベースラインを測定します」ということで、何もしない期間を設けて良いものだろうか？　痛みや恐怖などを訴え、放置しておいたら悪化するような人にそれはできないだろう。

　そういうときには「多層ベースライン」という方法を使う。

　人間の行動は単一ということはなく、いくつかの行動が同時に並行して流れている。そのうちのあるものにはただちに介入を始める。別のものは少しの間ベースラインを見てから介入を始め、また別のものはもう少しベースラインを見てから始める。つまり、順次介入を開始するのである。

　さまざまな行動の中で何から手をつけるかは経験に基づいて決める。一般的には、長期間放置することが望ましくない行動、介入の効果が患者にも治療者にもはっきりわかる行動から介入を始めるのが良いだろう。

　もうひとつ問題がある。

条件づけの効果があったかどうかを判定するために、わざと介入をはずして、形成された行動が弱化するかどうかを見る。言い換えれば、せっかく良くなったものが悪化するかどうかを調べるのである。さきの図5.15で言えば、第1強化の後に「第2ベースライン」というものが挿入されているのがそれである。このとき実際に、せっかく増加傾向を示した着席時間が減っている。

これには「A-B-Aデザイン」などという名前がついているが、こういうことをやっても良いものだろうか？

このときも基本的には多層ベースラインの考えが使える。つまり、ある行動の強化は外してみるが、別の行動は強化し続けるのである。そうすれば問題は少ない。

随伴性の判断：時間

オペラント条件づけでは、望みの行動が出たらただちに強化しなければならない。

これはなぜか？

強化された時点からさかのぼって、時間的に最も近い行動が強化されるからである。

たとえば、子供が家の手伝いのような「良い」ことをしたとする。そのときすぐにはそれをほめなかったとする。その後で子供がガラスを割るような「悪い」ことをしたとする。それから、家の手伝いの意味で「さっきはえらかったね」とほめるとする。そうすると子供はガラスを割った行動がほめられたように思うのである。条件づけに「さっきは」という言葉は使えない。

「直後に」と言ったが、正式には「随伴させて（contingent on）」という。

スキナーは、ハトを訓練していて不思議なことを発見した。

このときスキナーは「固定時間」というスケジュールでハトに餌を与えていた。この「固定時間」というのは個体の行動に関係なく、一定の間隔で強化を与えるスケジュールである。したがって実はハトとしては何もする必要がない。しかし実際にはハトは背伸びをしたり、箱の中を回ったり、いろいろな行動をするようになった。統制してないのだからいろいろな行動が出るのは当たり前だが、なぜこのような行動が形成されたのだろうか？　よく観察すると、餌が出る直前にやっていた行動が頻繁に出現するようになるのだった。もちろん、その行動と餌との間には論理的な関係はない。「時間が近い」ということがマジックのように働いて行動が形成されたのである。スキナーはこれを「迷信

行動」と呼んだ。

　私たちにもこういうことはある。野球選手がバッターボックスに入るときに軽く「おまじない」のようなことをするのは、過去にそれをやったときにヒットが打てたことがあるのだろう。ピアニストが演奏の前に椅子の高さを調節するのも「随伴性マジック」によるおまじないである。実は何度もリハーサルをしているのだから、椅子の高さなどは何もしなくてもちょうど良いように調節されている。それでも「これから本番」というときには、過去に演奏がうまく行ったときの随伴性を思い出して、わざわざ椅子をいじってみる。

随伴性の判断：確率

　随伴性の判断には時間だけが効くわけではない。たとえば、仕事をすると昇給するかどうかを考えてみよう。

　仕事と昇給の間には、たいていの場合、固定時隔スケジュールが使われるので、かなりの間隔があいている。それでもこの2つの出来事の間に関係があると思う理由は、図5.16のような確率判断をしているからである。「仕事をする」と「仕事をしない」、「昇給する」と「昇給しない」、この4つの次元を考えて、このような表を作ってみる。ここで左に示すように「仕事をしたとき」に「昇給する」確率が大きければ、私たちはこの2つの出来事の間に随伴的な関係があると思う。一方、右のように仕事をしてもしなくても昇給するのであれば、仕事と給料の間に関係がないと思い、（少なくとも私は）あまり熱心には仕事をしないだろう。

　ここで気をつけておきたいのは、「随伴的な関係」は因果関係ではないということである。

　もしかしたら仕事と昇給の間にはそれなりの因果関係があるかも知れないが、私たちにはそれは見えない。だからときには関係のないことにまで関係を見てしまう。

	昇給する	昇給しない
仕事をする	0.9	0.1
仕事をしない	0.1	0.9

	昇給する	昇給しない
仕事をする	0.5	0.5
仕事をしない	0.5	0.5

図5.16　随伴性テーブル

たとえば、「治療をした」、「良くなった」というふうなときに2つの出来事の間に本当に関係があるのだろうか？ ここに迷信的な錯誤があってはいけないから、新薬の臨床試験などでは「二重盲検・プラセボ対照」というようなことが行われるのである。実薬とそっくりな偽薬を与え、しかも患者も治療者もそれが実薬なのが偽薬なのか知らない。

しかし、医療現場では多くの医師や医療スタッフがプラセボ効果をうまく利用している。暖かい雰囲気や心のこもった話しかけ、念入りな診察などには、薬理効果はなくてもたしかに治療効果がある。ただ、この話はわき道にそれるので、ここではこれ以上深入りしない。

話を随伴性に戻すと、実は効果がないのに、本当に「良くなる」場合がある。プラセボ効果のことではなく、しっかりと良くなるのだ。なぞかけのようだが、少し考えてもらいたい。臨床薬理学では「雨乞い三た論法」として知られている。

「三た論法」というのは「三段論法」をもじった言葉で、薬を「使った」、「治った」、「効果があった」と一足飛びの「論法」を言う。偽薬を対照にするような科学的な検証の目が入ってないという意味で、権威をからかっている言葉である。

「雨乞い三た論法」とは、雨乞いの踊りには必ず効果があるという「論理の錯誤」を示す言葉だ。医療統計学の佐久間昭先生の話の中に出てきた。

雨乞いの踊りと気象との間には論理的な因果関係はないだろう。

それにもかかわらず、雨乞いの踊りは絶対に効く。

なぜなら、雨が降るまで踊り続けるからだ。途中でやめてはいけないのだ。

こうすると随伴性は完璧である。

相手の状態が良くなるまでカウンセリングを続けたらカウンセリングに効果があるのは当たり前だ。「本当に良くなったのだからいいではないか」という開き直りもあるかも知れないが、問題はその手間とカネをかける価値があったかどうかである。だから「雨乞い三た論法」から逃れるためには、やはり新薬の治験のような統計学的な工夫が必要なのである。

病院に行った人が亡くなってしまったのなら、病院に行った「から」死んでしまったと思うのも当然である。これを利用して、医療不信をあおるようなことを言う人もいるから困ったことだ。認知症の親を介護施設に入れ「たら」認知症が悪化してしまったというのも、随伴性のマジックであり、病勢の進行を無視している。この「から」や「たら」がくせものだ。それは随伴関係を示すだけで、因果関係を示してはいないのだが、あたかも因果関係があるように思ってしまう。

随伴性判断：回顧的再評価

随伴性の判断は「過去にさかのぼって」行われることもある。私たちは図5.16のような表をたえず経験によってリニューアルしているのである。このことを「回顧的再評価」という。

回顧的再評価には面白い現象がある。

たとえば、エビとカキを食べて食あたりを起こしたとする。どちらが原因かはその時点ではわからない。

そのあとで、エビだけを食べて食あたりになったとする。そうすると、私たちはそのときに食べなかった方、すなわち、カキの安全性を過大評価するのである。

その逆に、エビだけを食べて食あたりを起こさなかったときには、カキの危険性を過大評価する。

リハビリや医療の現場でも、何が患者にとって良かったのかよくわからないことは多いと思う。すると私たちは回顧的再評価に頼る。そういうときには、「やらなかったこと」の値打ちを過大に評価したり過小に評価したりしているかも知れない。

したがって私たちは自戒のためにも、随伴性判断の表をよく見て、何が実証できているのかを冷静に検討しなければならないのである。

第4節　運動の学習

運動学習の過程

オペラント条件づけを徹底的に推し進めると、アタマの中で何が起こっているかは考えなくても良いという話に行きつく。

生体の中はブラックボックスでも、「どんなときに」、「どんな行動が出たか」という関係だけに目をつけて、行動を増やした要因や減らした要因を考え、次の機会に試してみれば良いからだ。

私は、実践にはこれで十分だと思う。

しかし、人間が考えることにはもう少し想像力があった方が良い。

オペラント条件づけで形成される行動とは、どこの筋肉を伸ばすとか縮める

とかいった微細なものではない。体全体を使って環境に働きかける行動である。

オペラント条件づけでは環境と体の相互作用を問題にする。たとえば、ラットがスイッチを押すというとき、それを手で押しても、鼻先で押しても、お尻で押しても、機能においては変わらない。

しかし、機能においては変わらなくても、生体にとって意味が違うということがあるのではないだろうか？　そこで私たちは、あらためて「これを押す」というような指令が運動指令に変換される道筋を考えた方が良い場合が出てくる。そこで、話を「運動の学習」に進めよう。

ボールを投げたり、自転車に乗ったりするような技能を私たちはどのようにして身につけるのだろうか？

運動学習の段階

まず、運動の学習には段階がある。

伝統的には初期、中期、後期と3段階ぐらいに考えられていたようである。学習初期の運動は遅く、ぎこちなく、たびたび感覚情報からの手がかりを必要とする。中期には感覚と運動の関係がゆるやかに学習され、運動のスピードが増す。後期になると運動は自動化し、巧緻になっていく。この図5.17は古い研究から取ってきたものだが、それぞれの段階でどのような能力が要求されるかを示している[21]。

初期に関係が深い能力は「心理・動作的協応」と書かれているように、感覚

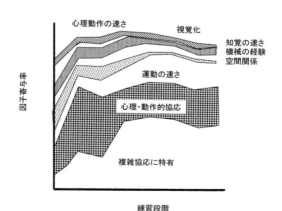

図5.17　運動学習の段階（文献21に基づいて描く）

と運動のコーディネーションのことである。中期になると「複雑協応に特有」と呼ばれる領域が大きくなり、その頃から「運動の速さ」の寄与も大きくなってくる。「複雑協応に特有」とは、訓練中の運動に固有のスキルのことをいう。このスキルは後期になると固定されてくる。

近年の神経科学の研究によれば、厳密にこの3つのステージに対応しているわけではないが、高次の運動野では運動学習の初期と後期で活動する場所が違うことがわかっている。

まず運動前野についてみると、学習の初期にはその前方が主に活動する。運動前野の前方は感覚情報、とくに空間情報と運動指令をつなぐ役割を受け持っている。学習初期にこの部位が盛んに活動するということは、「心理・動作的協応」に対応しているのだろう。

学習の後期になると運動前野の後方が活動するようになる。これは感覚よりも記憶に頼って、頭の中に形成された運動の「内部モデル」に基づいた活動が主流になってくるからだろうと考えられる（図5.18）[22]。

一方、補足運動野の活動も運動学習の初期と後期で変わる。

学習初期には補足運動野の前方が主に活動する。学習後期になるとそれが後方に変わる。補足運動野の前方は前頭前野との結合が強いから、学習初期には「考えながら運動している」のだろう。それに対して後方は連続運動の実行に関与している。これも行動が自動化されてきたことと対応しているのであろう（図5.19）[23]。

このほか、大脳皮質と小脳のループにも、大脳皮質と大脳基底核のループにも、運動学習の初期と後期で活動する部位や主に活動するコネクションの違いがある。

神経活動の変化を見てみると、運動の学習というのは、いちいち考えなければ遂行できなかった運動がだんだんと自動化され、滑らかにすばやく行えるよ

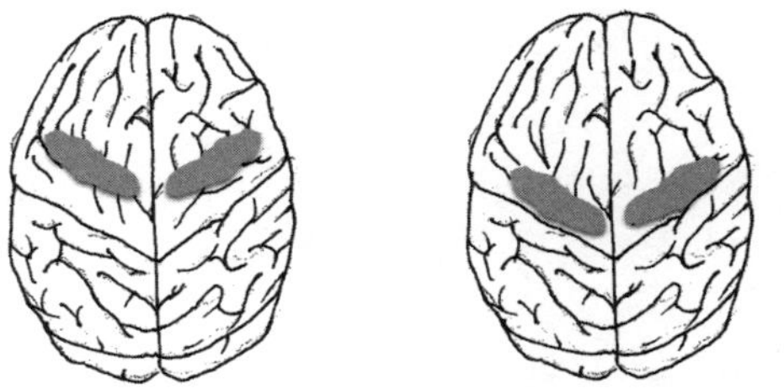

図5.18　学習初期と後期の運動前野（文献22に基づいて描く）

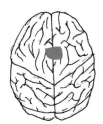
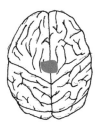

学習初期　　　　　学習後期

図5.19　学習初期と後期の補足運動野（文献23に基づいて描く）

うになっていく過程と言えそうである。

レミニッセンス

　運動学習では、感覚にガイドされた新しい行動が習得されて、脳内に「内部モデル」として蓄えられる。新たな感覚にガイドされた新しい行動が習得されては、脳内に蓄えられる、その繰り返しである。

　そのために、ときに面白いことが起こる。たとえば、連続して長時間練習するよりも、ときおり休憩をはさみながら練習した方が、結局はパフォーマンスが向上するのである。このことはスポーツのトレーニングなどではよく知られているだろう。記憶の固定のためにいくぶんかの時間が必要なのではないかと思われる。

　こういうときには、休憩直後のパフォーマンスは休憩直前よりも少しレベルが落ちているのが普通で、それがすぐに向上するのだが、これとは反対に休憩すると成績が良くなる場合もある。

　たとえば、私が体育の研究室で被験者をやらされた円盤の追跡を使った古い実験がある。練習してから次に練習するまでの休憩時間を横軸にとると、図5.20のような結果になる[24]。練習回数が少ない（5回）初心者は休憩すると成績がアップしている。それに対して、15回練習し、「ベテラン」の域に入った人は直後に少し休憩しても良いが、1時間以上休憩すると成績が悪くなる。

　ここで「初心者」に見られたように、休憩した後で成績が良くなる現象を「レミニッセンス」という。

　このデータを信じるなら、習い始めの人には適宜休憩をさせた方が良いということになる。水泳は冬に上達し、スキーは夏に上達するということわざも当

第5章 体を動かす・学ぶ —— 運動・学習

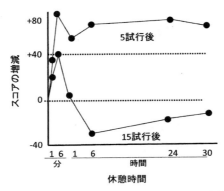

図5.20 レミニッセンス（文献24に基づいて描く）

たっていないわけではないようだ。レミニッセンスも記憶の固定に関係しているのだろう。すなわち、少し時間を置いて記憶を固定化させると、最適な行動がうまく出てくる。固定の時間が足らないと、半熟卵がかき回されるようなもので、「これは」という行動が出て来ない。

それに対して運動技能の「内部モデル」が十分に確立した「ベテラン」では休憩は成績を悪化させる。これは一度固定した記憶を呼び起こすときに、固ゆで卵を半熟に戻さないといけないような事態が生じるからだと考えられる。実際、動物実験では記憶を「思い出す」行為が記憶を不安定にすることが知られている[25]。

フィードバック

運動が上達するためには、いまの自分の運動の結果がどうであったかを知る必要がある。これを「フィードバック」という。フィードバックが与えられないと、闇に向かってボールを投げるようなもので、運動の上達はおぼつかない。

そのフィードバックにも2種類ある。

ボール投げを例に考えると、ある試行で投げたボールが的からどちらにどのぐらいズレていたかを教えるフィードバックがある。これを「結果の知識」という。

また、いまの投球フォームがどうだったかを教えるフィードバックもある。これを「遂行の知識」という。

また余談で申し訳ないが、私は高校生の頃、弓道を習っていた。弓道では矢

が的に当たったか外れたかがそれこそ即時的な「結果の知識」になる。だが、コーチはそれを気にしてはいけないという。ひたすら、良い「型」を作ることに専念する。正しい型で矢を構えたら「五十文字」といって「十」の字が正しく5箇所にできる。コーチが言うには、正しい型を作って雑念を払うと、宇宙の「気」が体内に満ちてくる。十分に満ちると体内の「気」の力と体外の「気」の力とが等しくなるので、おのれは空しくなる。そうなったときに矢はおのずと体を離れ、「天」が定めた軌道に従って飛んでいく。反抗的な少年だった私がこの話を信じたわけではないが、良い弓をひく人の型が美しいのは本当だった。あのとき「型が悪い」といってさんざん注意されたのは、「遂行の知識」である。的を外すと「当てようとしただろう。それが雑念だ」と叱られた。

　フィードバックはオペラント条件づけの強化に似ていなくもない。的から大きくはずれた投球を弱化し、的に近い投球を強化すると考えたら、強化の図式に乗る。ただし、フィードバックは強化よりも具体的な情報である。また、必ず訓練者が必要というわけでもない。自分ひとりで練習するときでもフィードバックは有効に作用する。

　結果の知識は「教師信号」として働く。目標と実行の間のズレを教え、行動を修正する役に立つからである。

　結果の知識を与えるときに、的からの外れ具合をどのように運動者に伝えるかを操作した実験がある。これも古い実験で、このときは射撃が使われた。この実験では、的からの外れ具合を指数変換した数値で与えた（図5.21）。その結果を見ると、外れ具合を大げさに伝えた場合は、的に到達するまでにかかる時間は短いが、その間は右や左に大きくブレる。一方、外れ具合を小さ目に伝え

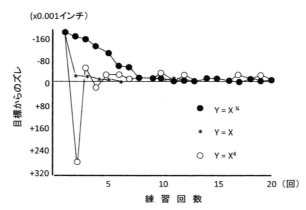

図5.21　フィードバック（文献26に基づいて描く）

た場合は着実に的に近づいていくが、時間がかかる[26]。

リハビリの場面を考えると、訓練者が患者に与える情報は数値というよりも言葉であることが多いだろう。このときもこの結果のことを頭に入れておくと、行動の結果をどのように患者に返すかの参考になるかも知れない。

遂行の知識は結果の知識と一緒になったときに効果がある。しかし、結果の知識が与えられず、遂行の知識だけが与えられた場合にも効果がある。若干不思議な気もするが、ボールが的に当たったかどうかはわからないようにしておき、投球フォームだけが伝えられる場合でも、投球はある程度上達するのである。私の弓道のコーチはまさにそれであった。

運動学習の理論：閉回路理論

運動を学習するときにアタマの中では何が起こっているのだろうか？　ここではアタマと言っても脳の話を離れて、理論的な問題を考えてみよう。運動の学習は単なる試行錯誤でもなく、あるとき突然何かがひらめいて一挙に上達するというわけでもない。理論的にはなかなか複雑な問題である。

運動学習の理論としてまず重要なのが、1970年代初頭にジャック・アダムスが唱えた「閉回路理論」である（図5.22）[27]。この理論の根本は、これまでに述べたことに比べてそれほど目新しいわけではない。

アダムスは運動学習を初期と後期に分け、初期を「言語−運動期」と呼んだ。この時期には自分のパフォーマンスに関する正確な知覚痕跡ができていないので、頻繁に結果のフィードバックや遂行のフィードバックを返してやる必

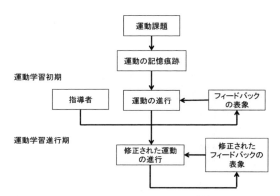

図5.22　アダムスの閉回路理論（文献27に基づいて描く）

要がある。そうするうちに「教師あり学習」に似た調整が行われ、徐々に自分の運動痕跡がくっきりしてくる。そうなると前の運動の結果が次の運動の「教師」になる。その時期にはフィードバックはそれほど重要ではなくなる。運動の学習とはこういうサイクルが回っていくことである。そこで「閉回路」という。この理論は、運動学習は、自分の行動に関する感覚が鍛えられるパートと、自分の行動を生み出すパートに分けられることを示した点で重要である。

　この理論の影響力はかなり大きかった。同じ動きを繰り返して練習し、それがだんだん上達する過程には、たしかに閉回路理論に合うことが起こっている。脳の活動を見ても、運動学習が進むと情報処理が自動化されてきた。ただし、この理論では新しい運動技能をどうやって学習するのかが説明できなかった。

運動学習の理論：スキーマ理論

　実際の運動学習では、私たちはさまざまな新しい技能を覚える。それはひとつひとつ別々の学習をしているわけではない。野球の内野手が飛んできた打球を受け止め、それを一塁に投げ返すとき、受け止める位置や打球の強さ、一塁に向かって投げる方向などはまちまちである。それにもかかわらず、「このように飛んで来たら、こう投げ返す」といった一般的なルールのようなものが学習されている。

　このルールのことを、リチャード・シュミットは「スキーマ（枠組み）」と呼んだ。シュミットの「スキーマ理論」では、運動学習のときに頭の中で作られて定着するのはスキーマだと考える[28]（図5.23）。スキーマ理論は、自分の運動とフィードバックとの間で情報のやりとりがあって運動が上達していくと考える点では、閉回路理論に似ている。しかし、2つの点で閉回路理論とは違う予測をする。

　第1は、「エラーから学ぶ」ということである。閉回路理論ではパフォーマンスと結果の不一致を小さくする方向にしか学習は進まない。したがって、間違いばかりやっていたら学ぶことはなく、上達もない。しかし、スキーマ理論ではエラーが起こっても、そのつどフィードバックが与えられるならば、そのうちに頭の中のスキーマは洗練されてくる。こちらの方が実情に近いだろう。

　第2は、「少しずつ違ういろいろな訓練をすることに効果がある」と予測する点である。たとえばバスケットのシュートのような課題の場合、いろいろな遠さやいろいろな角度から練習することに効果がある。しかし、閉回路理路で

第5章　体を動かす・学ぶ —— 運動・学習

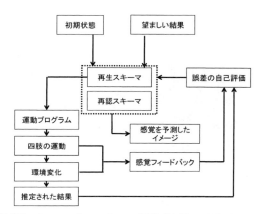

図5.23　シュミットのスキーマ理論（文献28に基づいて描く）

は、この効果を予測できない。ここで「スキーマ」という考え方を持ってくると、このような訓練に効果のあることが予測できる。子供を対象とした実験では、このような多様な訓練の効果が実証されている。

　ただし、「スキーマ」の神経科学的実態は何なのかという疑問は残る。私は「柔軟性のある記憶」というふうにとらえているが、それが脳のどこにあるかを調べた研究は、私の調べた範囲では見当たらなかった。

　リハビリの現場では、運動学習は切実な問題であろう。

　私には実情に即した解説はできないが、オペラント条件づけの原理に即したプログラムと、適切なフィードバックの与え方が鍵であるように思われる。

　運動に関する理論は、工学の視点も入れて発展している。近年では、環境と行動との柔軟な相互作用に焦点を当てた「ダイナミカルシステム理論」が注目されている。

　この理論は、環境がある種の行動を提供（アフォード）しているという考えを基本にしている。取っ手はいかにも「握ってくれ」と言っているようだし、ボタンは「押してくれ」、レバーは「引いてくれ」と言っているように見える。こういうことを「アフォード（提供）」という。私たちは環境にアフォードされた行動をする。その行動の結果によって環境が変わる。環境が変わったことはフィードバックとなり、次の行動に影響を与える。ダイナミカルシステム理論は、こういう柔軟な相互作用の数学的な定式化を目指している。

　たとえば、椅子が2つ、図5.24のように向かい合って置いてあるとき、私たちは一方から立ち上がって向きを変え、反対側に座る。これはごく自然にできる[29]。しかしこれは「閉回路」でもないし、「運動だけのスキーマ」でもない。

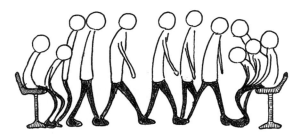

図5.24 椅子のアフォーダンス（文献29に基づいて描く）

「運動と環境」が一体の視野に入ったときに、「この環境ならこういう運動をしよう」という大きなスキーマが作られて起こることである。ここでは椅子があたかも「前向きに座る」という行動を提供（アフォード）しているように見える。

　理論は厳密でなければならない。厳密に適用できない事象があったら、理論を修正しなければならない。理論家と実践家の立場はときに対立するが、より良い結果を求めて努力している立場は変わらない。私としては、オペラント条件づけの基本は守りつつも、ダイナミカルシステム理論が現場にどのように取り入れられていくかに注目しているところである。

　繰り返しになるが、当たり前に当たり前の運動ができる日常生活を考えているだけでは、こんなに面倒な技法や理論が必要だとは思われない。それがうまくできなくなる人がいる。その人たちに何とかしてあげなければならない。それが、学習心理学のテクニックや運動学習の理論が切実に必要とされる理由である。運動の神経機構を研究する奥深い意義もここにある。

引用文献

1) Fritsch G, Hitzig E：Ueber die elektrische Erregbarkeit des Grosshirns. Arch Anat Physiol Wissen 37：300-332, 1870.
2) Schott GD：Penfield's homunculus: a note on cerebral cartography, J Neurol, Neurosurg, Psychiat 56：329-333, 1993.
3) Hochberg LR, Serruya MD, Friehs GM, Mukand JA, Saleh M, Caplan AH, Branner A, Chen D, Penn RD, Donoghue JP：Neuronal ensemble control of prosthetic devices by a human with tetraplegia. Nature 442：164-171, 2006.
4) 久保田競・宮井一郎・虫明元：学習と脳―器用さを獲得する脳．ライブラリ脳の世紀―心のメカニズムを探る，サイエンス社，2007，p27.
5) 同書，p32.
6) Ochiai T, Mushiake H, Tanji J：Effects of image motion in the dorsal premotor cortex

during planning of an arm movement. J Neurophysiol 88:2167-2171, 2002.
7) Rizzolatti G, Fadiga L, Gallese V, Fogassi L：Premotor cortex and the recognition of motor action, Cognitive Brain Res 3:131-141, 1996.
8) Shima K, Mushiake H, Saito N, Tanji J：Role for cells in the presupplementary motor area in updating motor plans. Proc Natl Acad Sci USA 93:8694-8898, 1996.
9) 村上郁也・編：イラストレクチャー認知神経科学．オーム社，2010，p137．
10) 柳原大：歩行と小脳．Brain Medical 19:349-358, 2007.
11) 銅谷賢治：計算神経科学への招待－脳の学習機構の理解を目指して．数理科学 505:1-9, 2005.
12) 村上郁也・編：イラストレクチャー認知神経科学．オーム社，2010，p137．
13) Ito M：Historical review of the significance of the cerebellum and the role of Purkinje cells in motor learning. Ann N Y Acad Sci 978:273-288, 2002.
14) Ishikawa T, Tomatsu S, Tsunoda Y, Lee J, Hoffman DS, Kakei S：Releasing dentate nucleus cells from Purkinje cell inhibition generates output from the cerebrocerebellum. PLoS One 9:e108774, 2014.
15) タイム社ライフ編集部：心の話－ライフサイエンスライブラリー7，タイムライフインターナショナル，1965，p177．
16) Shidara M, Aigner TG, Richmond BJ：Neuronal signals in the monkey ventral striatum related to progress through a predictable series of trials. J Neurosci 18:2613-2625, 1998.
17) 村上郁也・編：イラストレクチャー認知神経科学．オーム社，2010，p157．
18) Packard MG, McGaugh JL：Inactivation of hippocampus or caudate nucleus with lidocaine differentially affects expression of place and response learning. Neurobiol Learn Mem 65:65-72, 1996.
19) Seiden LS, Dykstra LA：Psychopharmacology: A Biochemical and Behavioral Approach. John Wiley & Sons, 1980, p14.
20) 日本オペラント教育研究会・編：オペラント教育の実践例と展望．川島書店，1977，p97．
21) 梅岡義貴・大山正：学習心理学．誠信書房，1966，p302．
22) 久保田競・宮井一郎・虫明元：学習と脳－器用さを獲得する脳．ライブラリ脳の生起－心のメカニズムを探る．サイエンス社，2007，p79．
23) 同書，p81．
24) 梅岡義貴・大山正：学習心理学．誠信書房，1966，p305．
25) 井ノ口馨：恐怖記憶研究鳥瞰－最近の知見と展望．不安障害研究 5:13-21, 2013.
26) 梅岡義貴・大山正：学習心理学．誠信書房，1966，p313．
27) Adams JA：A closed-loop theory of motor learning. J Mot Behav 3:111-149, 1971.
28) Schmidt RA：A schema theory of discrete motor skill learning. Psychological Review 82:225-260, 1975.

29）大橋ゆかり：運動学習理論と理学療法の接点．理学療法科学 21:93-97，2006．

参考文献
・虫明元，宮井一郎：学習と脳：器用さを獲得する脳．サイエンス社，2007．
・杉山尚子：行動分析学入門－ヒトの行動の思いがけない理由．集英社新書，2005．
・梅岡義貴，大山正：学習心理学．誠信書房，1966．
・日本オペラント教育研究会：オペラント教育の実践例と展望．川島書店，1977．
・JE メイザー（磯博行，坂上貴之，川合伸幸・訳）：メイザーの学習と行動．二瓶社，1996．

第6章

考える
―― 記憶・言語・概念

第1節 考えるということ

　私は幼い頃、体が弱かったのだろう。
　医師がよく往診に来ていた。私の肘を手術してくれた医師とは違う医師である。医院と私の家とはさほど遠くないのに、昔の医師は気軽に往診に来てくれたものだ。
　その医師は「ルノー」という舶来の自動車に乗ってきたからよく覚えている。
　あるとき、往診に来た医師が「ブドウ糖をあげましょう」と言った。
　私は喜んだ。「ブドウ」に「糖」、それは甘いお菓子に違いないと思ったのだ。
　そのときの私が何歳だったかは覚えていないが、家を引っ越していなかったから、5歳より小さかったことは確実だ。だが、その頃の私はすでに「ブドウ」とはどんなものかを知り、おいしい果物というイメージを持っていたに違いない。また、「糖」という言葉もどこかで聞いており、おそらく砂糖からの連想だろうが、甘いものだというイメージは持っていたのだろう。
　私は頭の中でそれらのイメージを組み合わせ、「ブドウ糖」は夢のようにおいしいものであろうと想像した。
　実際、ブドウ糖は甘くて美味なのだが、そのことを私はまだ知らなかった。
　さて、こういう期待をしているところに、しかし、医師が黒い革鞄から取り出したのは、ダイコンのようにでっかい注射器だった。
　私は悲鳴をあげて家の中を逃げ回った。
　子供は子供なりにいろいろなことを考えるものである。

私たちは、ものごころついたときから、いつも何かを考えてきた。
　考えは筋道立っていることもあり、断片的に浮かんでは消えることもある。しかし、人間が常に何か考えていることは間違いない。
　「考えることについて考える」のも心理学の仕事である。その領域では概念、論理、問題解決などいろいろなことが研究されてきた。だが、いま私はそれらを網羅的に解説しようとは思わない。平板な話に終わらせないために、いくつかのトピックを選ぼう。
　私なりに「考える」という行動を分解してみると、考えるときには記憶を使っていることに思い当たる。私たちは記憶の中から情報を読み出し、取捨選択して考える材料にする。もうひとつ思い当たるのは言葉である。ものを考えるときには言葉を使っている。もちろん、美術家は画像で考え、音楽家は音で考えるというふうに、言語を使わない思考もあるだろう。しかし、それでもたとえば画家が「この構図はバランスが良くない」とか、音楽家が「この和音は美しくない」とかいうときには言葉を使っている。言語と思考を切り離すことはできない。
　そこでこの章ではまずは記憶について、次に言葉について取り上げてみようと思う。最後に「論理」について考える。

第2節　記憶の不思議

覚えたことの大半は一日以内に忘れる

　私はよく忘れものをする。
　実は今日もひとつ忘れたことがあったが、それを何とかごまかして仕事をすることができたから、私が何を忘れたかは書かない。
　おかしなもので、家を出るときには、それを持って行かなければならないという自覚は全くない。だから忘れるのだからあたりまえだが、不思議なことに、それを使わなければならない場所に近づくと、思い出すのである。というか、その場所に来てみないと思い出さない。
　これを少し想像してみると、あることの記憶はそれに関連したさまざまな情報と一体になっている。それらは私の脳の中でネットワークになっており、記憶を思い出す手がかりになる。
　家にいるときにはそういう手がかりがないから思い出さないのである。とこ

第6章 考える――記憶・言語・概念

ろが、必要な場所に近づくとだんだん手がかりが増えてくる。そうすると、そのネットワークが活性化され、そこで「持って来るべきものを持って来なかった」ことに気づくわけだ。

このように必要なことを忘れるかと思うと、ときに私はずいぶん昔にしでかしたささやかな失敗を思い出し、あらためて後悔する。これがまた不思議なもので、ひとつ思い出すと次から次にいもづるのように思い出して、ついには幼児の頃のことまで後悔する。

古い記憶だからといって消えはしない。思い出した時点でそれが新しい記憶になり、頭の中に改めて刻み込まれる。だから、過ぎたことは思い出さなければ良いのだが、それがまた忘れものと似ていて、何かのきっかけでネットワークが活性化されるとガンガン思い出してしまう。

こんな「記憶」について、歴史上最初にしっかり考えた人は誰かというと、それは古代キリスト教の哲学者だったアウグスティヌスだと思う。日本でいうと古墳時代、まだ中央集権国家ができていない頃、彼は『告白』（服部英次郎・訳、岩波文庫）という自伝を書いた。これはとても面白い書物である。とくに最初の方には、アウグスティヌスが少年の頃にやった非行というか、よろしくないことや自分の恋愛のことが赤裸々に書いてある。

その『告白』の中に記憶のことが出てくる。アウグスティヌスは頭の中の記憶を空間になぞらえ、「倉庫」、「奥の間」、「密室」などがあると言った。意識の表面に出てくる記憶と、無意識の世界に沈み込んでいる記憶とがすでに区別されているようだ。そうしてまた、記憶の中を探索している「私」を眺めている別の「私」がいるように読めることも書かれている。

私が何かを「覚えている」と思うとき、「覚えていることに気づいているもうひとりの私」が目覚めている。ときには、その「もうひとりの私」だけが目覚めていて、肝心の「覚えている」私がどこかへ行ってしまうことがある。それが「ど忘れ」だ。誰かの名前が「覚えているのに出てこない」というときがそれである。

アウグスティヌス以来、さまざまな人が記憶について考えてきたが、あらためて記憶とはどんなものかを科学の目で調べてみようという人があらわれるのには、19世紀まで待たなければならなかった。実験心理学が生まれてからのことだ。記憶の実験的な研究を初めて行ったのはドイツのヘルマン・エビングハウスという心理学者だった（図6.1）。エビングハウスは2つの重要な発明をした。

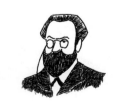

図6.1　エビングハウス

ひとつは記憶する材料である。記憶を実験するにはまず何かを覚えて、次にそれを思い出せるかどうかを試せば良い。だがそのとき何を覚えることにしようか？

　たとえば西洋の人だと聖書の一節を題材にすることを思いつくかも知れない。しかし、その中にはよく知っているエピソードもあり、そうでないエピソードもある。すでに日常生活の中で記憶の中に入っているものは当然ながら覚えやすい。こういう「でこぼこ」があると実験には不向きである。そこでエビングハウスは単語のように見えて実は単語ではない「無意味つづり」というものを考えた。これは日本語で言うと「ケヘ」とか「ワコシ」とかいったような「疑似言葉」である。西洋では子音字と母音字を組み合わせて「XOQ」とか「TEZ」などという3文字ぐらいのものを使う。

　もうひとつは「どの程度覚えているか？」をどうやって測るかという方法である。ここでエビングハウスが考え出したのは少し変わった方法だった。まず、いくつかの無意味つづりを頭から順に読んで行き、すっかり覚えるまでに何回読み返さなければならないかを数える。それから、しばらく時間を置いてもう一度同じことをし、今度は何回読み返さなければならないかを数える。前の経験を覚えていれば、その次の回数は減るはずである。その回数の差を記憶の指標にする。これを「節約法」と言う。この方法は現在では使われないが、面白い発想だ。普通に「思い出せるか？」を試してみると、さきほど書いた「ど忘れ」のように、「何か覚えているようなのだが出てこない」ということがよくある。それは覚えているのかそうでないのか微妙である。節約法にはそういう微妙なところがない。

　エビングハウスの実験結果は私たちに重要なことを教えてくれる。横軸に時間（日数）を取り、どのくらい覚えていたかを縦軸に取ると、**図6.2**のようなグ

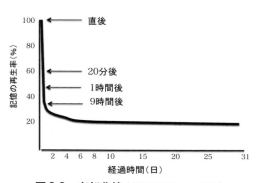

図6.2　忘却曲線（文献1に基づいて描く）

ラフになる[1]。つまり、何か新しいことを覚えたとき、私たちは1日以内に多くのことを忘れる。それを越えて覚えているものは、徐々に忘れながらも1ヵ月近く、あるいはそれ以上覚えている。これは私たちの体験からも「そうだ」と思えることではないだろうか。

記憶の内容は変わる

　エビングハウスは「丸暗記」の特徴を明らかにした。
　しかし、日常生活では、わけもわからないものを丸暗記することは、試験勉強のようなことを除いて（良くない勉強法だが）それほど多くはない。エビングハウス流のやり方では私たちが日常生活で経験する記憶の性質を知ることはできない、というか、限界があるのではないだろうか。当然ながらこういう批判が起こった。
　心理学の歴史にはよくこのようなことがある。一方には、人工的な環境を作って、単一の精神機能をなるべく純粋に、結晶のように単離して調べようとする動きがある。歴史がそちらに流れると、今度は「それでは日常生活の豊かさに迫ることはできない」という批判が起こり、今度はなるべく日常生活に近づけた研究の流れが起こる。そうこうするうちにまた単離の方に戻り、また批判される、その繰り返しである。
　話を記憶に戻すと、それでは日常生活の記憶にはどんな性質があるのだろうか？
　これを研究したのがイギリスのフレデリック・バートレットだった。バートレットはイギリス人には知られていない「幽霊の戦い」という北米先住民の民話を読んでもらい、その後の記憶を調べた。その結果、こういう「意味のあること」の記憶が持っている性質がいくつか明らかになった、
　まず、記憶していることはオリジナルの話よりも短くなる。細部が省略されるのである。次に、記憶の内容が変わる。強く印象に残ったことを極端に、また、自分の知らないことは知っていることに置き換えて、オリジナルと似ているが少し違う方向に記憶が変わる。
　バートレットは記憶が変わるということをもう少し系統的に研究した。今度は図6.3中央のように何にでも見える図形を覚えてもらい、ある人にはこれは「瓶です」と言い、別の人には「（馬の）あぶみです」と言っておく。後からどんな図形だったかを描いてもらうと、「瓶」と言われた人はいかにも瓶らしく、あぶみと言われた人はいかにもあぶみのように描いた[2]。つまり、

第 2 部　各論　心の諸相

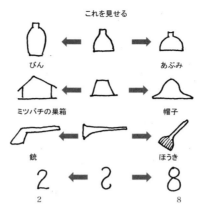

図6.3　記憶の変容（文献2に基づいて描く）

誘導のような言葉で「ラベル」をつけた方向に記憶の内容は変化するのである。

これは私たちの日常生活でもあることだ。この頃のネットのニュースなどで「号泣会見」という言葉をよく目にする。それで実際の映像を見てみると、号泣というほどのこともなく、ただ少し涙ぐんでいるだけということがある。それでも「号泣」と言われるとわんわん泣いたように記憶が変容してしまう。

たとえば、あなたが自動車のぶつかった場面を目撃したとする。このときちょっとした言葉づかいであなたの証言を変えることができる。たとえば、警察の人が「車が接触したときはどのくらいのスピードが出ていましたか？」と聞いたとする。また別の人は「車が激突したときにはどのくらいのスピードが出ていましたか？」と聞いたとする。そうするとあなたは「激突」と聞かれたときには「接触」よりもスピードが出ていたように思うのである。

この自動車事故の話は実際にエリザベート・ロフタスという心理学者が実験した。ロフタスは「記憶が作られる」ことについて重要な研究をしている。私たちは、「その記憶の由来が何か？」がはっきりしないときには（ソース・モニタリングという）、容易に記憶を捏造してしまう。

ロフタスの研究の中には、幼児期に性的虐待を受けたと訴える解離性障害の患者に関するものもあった。そういうケースの中には実際には性的虐待を受けておらず、心理療法の過程で「思い込み」を持った療法家によって虐待の記憶が捏造されたケースがあった[3]。もちろん、この話は性的トラウマと解離性障害の関係を否定するものではない。しかし行き過ぎた心理療法への警鐘にはなっている。

記憶とは貯金のようなものではない。私たちの頭の中で記憶の内容はダイナ

第6章　考える──記憶・言語・概念

ミックに変わっている。

記憶は脳の中に分散している

　バートレットの研究とほぼ同じ頃、生理心理学の父と呼ばれるアメリカのカール・ラシュレイは脳の中のどこに記憶が蓄えられているのかを調べようとした。ラシュレイが使った方法は動物実験である。彼は迷路を学習したラットの脳のいろいろなところに熱で傷を作って、どこが壊れたら学習効果が失われるのかを調べた。

　しかし、結論から言うと、「ここが記憶の座だ」というところは見つからなかった。迷路を走る成績は脳の損傷の大きさに関連して悪くなった。つまり、広い部位が破壊されると成績が悪くなるとしか言えなかった。このことからラシュレイは、脳の機能はある部分に何かが局在しているのではなく、脳は全体として働いていると考えた。全体論と局在論という立場で言えば、全体論の立場に立ったわけである。

　この考えはいまでも受け継がれ、記憶は脳（とくに大脳皮質）のいろいろなところに分散して蓄えられていると思われている。ひとつの例を挙げると、見分けにくい模様を見分ける学習をしたとする。その違いがわかってきた頃、すなわちこうした図形について何かの記憶が作られたときには、一次視覚野（V1）の神経回路に変化が起こっている[4]。こういう記憶は一次視覚野の中にある。それでは具体的に「昨日食べたパスタの記憶はどこにあるか？」、「私とあなたの1ヵ月前の会話の記憶はどこにあるか？」と言われても、それはわからない。だが、それぞれに脳の中でネットワークのようなものができているのだろう。

ほんの数秒で忘れる記憶がある

　記憶の研究は1950年代に大きく発展した。
　まず、アメリカのピーターソン夫妻が無意味つづりを用いて、数秒から十数秒しか続かないごく短い記憶があることを発見した。この実験では3文字の無意味つづりを瞬間的に見せる。それから暗算をやってもらう。その理由は、いま見たものを頭の中で復唱するのを防ぐためである。それから何秒か経って、「先ほどの無意味つづりは何だったか？」を答えてもらう。そうするとだいたい10秒も経つと大半を忘れている。

短期記憶には重要な意味がある。それは認知症の初期診断に重要なのである。患者と医師が話をしながら、たとえば「めがね、時計、はさみ」というような言葉を言い、「これを覚えてください」と言う。それからまたしばらく別の話をし、「さきほど言った3つの言葉は何でしたか？」と聞いてみる。それをすっかり忘れているのが認知症の初期症状である。別の話をするところが大事で、ピーターソンの実験の暗算と同じく、患者が言葉を復唱するのを防いでいるのである。短期記憶は単なる老化で衰えることはないが、認知症の初期には障害される。

記憶にはいくつかの貯蔵庫がある

どうやら頭の中の記憶貯蔵庫にはごく短時間しか続かないものがあり、復唱することによってそれが長期の貯蔵庫に転送されていくようである。

その後の研究で、短時間の記憶貯蔵庫の中にはもっと短い記憶のあることも明らかになった。

一瞬ならば私たちはもっとたくさんのことを覚えていられる。たとえば図6.4のように、字が4列3段になっている表を一瞬だけ見せて、「何の字があったか？」を聞いてみると、せいぜい3個か4個しか思い出せない。ところが、表を見せた後に音を聞かせ、高い音のときには上の段に、中くらいの音のときには真ん中の段に、低い音のときには下段に何の字があったかを答えてもらう。そうするとかなり答えることができる。それを合計してみると、表全体を見せただけのときより多いのである[5]。ここで、手がかりになる音が表を見せた後に出てくることが大事である。始めから注意を向けることはできない仕組みになっている。

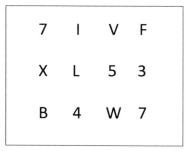

図6.4 「部分報告法」で瞬間的に見せる図（文献5に基づいて描く）

第6章 考える──記憶・言語・概念

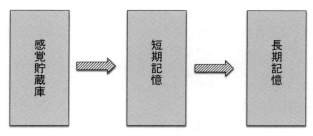

図6.5　記憶の多段階貯蔵モデル

したがって頭の中にはまず大量の情報が入り、その大半が瞬間的に捨てられるのだと考えられる。その「瞬間」というのは目で見たものの場合は1秒ぐらい、耳で聞いたことの場合は4秒ぐらいだそうである。これを「感覚貯蔵庫」という。

そこで、「感覚貯蔵庫から短期記憶へ」、「短期記憶から長期記憶へ」という、図6.5のような「多段階貯蔵モデル」というものが考えられた。日常生活では、感覚貯蔵庫から短期記憶に入るのは注意を払っているもので、短期記憶に蓄えられた情報は復唱によって長期記憶に転送されると言われている。

いっぺんに頭の中に入ることは7つぐらいである

ピーターソン夫妻が短期記憶を発見した頃、アメリカの心理学者ジョージ・ミラーは、一度に頭の中に入る情報は7つプラスマイナス2つぐらい（つまり5つから9つ）であるという論文を書いた[6]。一度に覚え込む記憶の容量には限りがある。

これは私たちも簡単にテストすることができる。「いまから私が言う数字をその順番通りに言ってください」と言って、ゆっくり、1秒に1つぐらいのペースで「4、7、3、5」というような数字を言う。4ケタぐらいなら楽勝だが、そのケタ数をひとつずつ増やしていく。人によって得意な人とそうでない人がいるが、7ケタぐらいまでならばだいたい誰にでもできる。しかし「1、8、4、7、2、9、6、3、5」となるとなかなか難しい。こういうのを「直接記憶範囲」という。余談だが、「逆順に言ってください」（たとえば「4、7、3、5」なら「5、3、7、4」）というふうにすると、この課題は格段に難しくなる。

ミラーの論文が面白かったのは、私たちの日常生活の中で「7」という数字がひとつのまとまりになっていることが実に多いからである。一週間の曜日が7

つ、音階の音が7つ、虹の色が7つ、世界の七不思議、七つの海、郵便番号がだいたい7ケタ、電話番号も6ケタから7ケタぐらい。7には何かの秘密があるのだ。というよりも、7にしておけば頭に入る。

ここで「7個」ということの意味が問題になる。たとえば電話番号を「045XY6AB19」とすると（実際にはXYやABのところも数字）、全部で10ケタになり、直接記憶範囲を少し超える。しかし、「045」は横浜の市外局番で、そのことを知っていれば「045」は3ケタの数字ではなく、ひとつのまとまりになる。電話番号は（市外局番）-（市内局番）-（個別番号）というまとまりになっているから、結局のところ10ケタの数字の羅列ではなく、045-XY6-AB19という3つのまとまりになる。このまとまりのことを「チャンク」という。チャンクをうまく使えば私たちは記憶の容量を増やすことができる。

ミラーが論文を書いた頃、コンピュータが発達し始めた。コンピュータにはメモリがあり、インターフェイスがあり、中央演算装置がある。コンピュータにヒントを得て、人間のやることは感覚の入力から運動の出力まで一種の情報処理だという考えが興った。これが今日で「認知科学」と呼ぶ学問の誕生である。ミラーは認知科学の父の一人と言われている。それは心理学を母体としながらも脳科学や工学を含む大きな領域に育った。

新しいことを覚える力は海馬にある

1950年代には記憶の生物学にも大きな進展があった。1953年、てんかんの治療のために海馬を含む側頭葉の切除手術を受けたH.M.という患者が重篤な記憶障害になってしまったのだ（図6.6）[7]。

てんかんは、海馬が巣になって起こることが多い。海馬のニューロンは興奮しやすく、同期して活動する性質を持っている。その同期波が大きくなり、つ

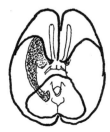

図6.6 H.M.が切除された部位（文献7に基づいて描く）

第6章　考える──記憶・言語・概念

いに激震となって脳全体に伝わると、痙攣発作が起こる。だからてんかんの外科的療法として海馬とその他の脳領域の連絡を絶ちきるのは有効なのである。事実、H.M.のてんかんは治まった。ただし、今日では抗てんかん薬が治療の主流になっていることはご承知の通りだ。

　H.M.は2008年に亡くなったので、その本名は今日では明かされている。しかし、本名はどうでもいいだろう。20世紀の神経科学に最も大きな貢献をした人は誰かと言えば、それは研究者ではなくH.M.だという意見もあるくらいだ。H.M.の詳しい伝記は『ぼくは物覚えが悪い：健忘症患者H.M.の生涯』（スザンヌ・コーキン著、鍛原多恵子・訳、早川書房）という本になっている。心理学や脳科学に興味のある人には必読の書と言えるだろう。

　手術後もH.M.の知能は正常だった。日常生活にも支障はなかった。しかし、H.M.は新しいことを覚えられなくなった。その一方で、古いことはよく覚えていた。彼の時間は手術前で止まり、ものの値段をいつも1950年初頭のように言った。たったいま診察室から出たばかりの看護師がもう一度診察室に帰ってくると、「はじめまして」とあいさつした。

　ところが、H.M.には正常に覚えられることもあった。それはたとえば図6.7のように、鏡を見ながら星型の枠をはみ出さないようになぞるという運動技能の課題である。これは練習と共に確実に向上した。しかし、この課題を以前にやったことがあることは忘れていた。だから「なんでこんなに上手にできるんでしょうね？」と問いかけると、「簡単だから」というように話を作って答えた。

　H.M.の症例から、記憶には「覚えている」という自覚のあるものとそうでないもの、海馬を必要とするものとそうでないものがあるということがわかる。

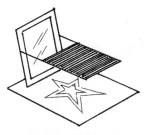

図6.7　鏡映描写

記憶は「体制化」されている

　1970年代になると記憶の研究はまた一段と飛躍した。
　まず、ハンガリー出身の心理学者エンデル・タルヴィングが「記憶の体制化」という現象を見つけた。私たちが「バナナ、キリン、靴下、メロン、ゾウ、ネクタイ」というような単語を覚えるようにと言われたとする。そうするとそれを思い出すときには「バナナ－メロン、キリン－ゾウ、靴下－ネクタイ」というようにお互いに関連のあるものを一緒に思い出す。これが「体制化」である。
　記憶はバラバラに貯蔵されているのではない。意味によるネットワークのようなものを作って蓄えられている。それを思い出すときには、何かきっかけになることを手がかりにすると、それに引きずられて他のものもずるずる出てくる。
　面白いのは「主観的体制化」という現象である。さきほどの単語はもともといくつかのグループに分かれるから、体制化されるのも当たり前だった。これに対して「主観的体制化」というのは、お互いに関係のない単語に関係を作り出すことを言うのである。
　たとえば「靴下、リンゴ、鍵、電車、ビル」といったような単語を覚えてもらう。お互い何の関係もない。ところが、それを思い出すときには、だいたいいつも同じ順番で思い出す。それはなぜかというと、頭の中でストーリーを作っているからである。たとえば、朝の出勤場面をイメージして、「靴下をはいてリンゴをかじって、アパートに鍵をかけて外に出て電車に乗り、勤め先のビルに着いた」というような具合である。そのストーリーは人によって違う。だから「主観的な」体制化という。

覚えること・思い出すことと考えることは同じである

　ほぼ同じ頃、イギリスのアラン・バッドレーは、単語を覚えてもらいながら文章の理解のような別の課題を同時にやらせると、覚える方が「お留守」になることを発見した。発見したというか、当たり前のようであるが、この話がすごかったのは、「記憶と思考は実は同じ」という考えを出したところである。
　どうしてものを覚えながら文章理解をさせると記憶の成績が悪くなるのだろうか？　それは、狭い作業台を2つの課題が取り合っているような感じだからである。

第6章 考える——記憶・言語・概念

　私たちは実にたくさんのことを覚えているが、いま私が思い出しているのは、それらのうちのごくわずかである。それは書架に並んだ百科事典の中から必要なものを取り出して、必要なページを作業台の上で開いているようなものだろう。

　そこでバッドレーは、思考と同じ作業台を取り合っている記憶、つまり「現在活性化されている記憶」に「作業記憶」という名前をつけた（作動記憶と書いてあるものもある）。これは短期貯蔵庫に似ているが、時間の長短にはあまり関係ない。一方、長期貯蔵庫にあたる方には「参照記憶」という名前をつけた。この両者を情報が行き来しているのである。

　たとえて言えば、参照記憶は書架に並んだ書物のようなもの、作業記憶はその中から当面必要な一冊を取り出して閲覧台の上に広げているようなものであろう。いろいろな実験から、バッドレーは、作業記憶には視覚的な作業台と聴覚的な作業台が付属しているという図6.8のような構造を考えた。

　このアイデアには先見の明があった。というのも、実際に作業記憶を司っている場所が脳の中で特定されたのである。それが見つかったのはだいぶ後の話にはなるが、その場所は海馬ではなく前頭葉で、ヒトで言えば「ブロードマンの46野」というところだった。ここに傷をつけたサルは「遅延反応」という課題ができなくなる[8]。

　遅延反応とは、目の前に出された手がかりを覚えておいて、それがいったん隠された後に、その記憶に従って答えるという、図6.9のようなイメージの行動である。手がかりが隠されている間、その情報は脳のどこかで活性化されていなくてはならない。その場所が前頭葉なのである。世界的な研究と並べると恥ずかしい話ながら、私もラットを使って作業記憶と脳の関係を調べた。ラットが作業記憶の課題をやっている間には、海馬ではなく前頭葉の神経が活動し、アセチルコリンという神経伝達物質が増えていた[9]。

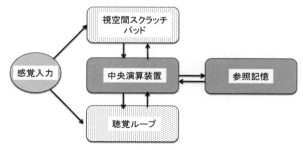

図6.8　ワーキングメモリ（作業記憶）の構造

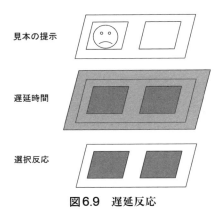

図6.9　遅延反応

海馬はなぜ記憶に重要なのか？

　1970年代には海馬についても重要なことがわかった。
　イタリアのブリスとレモという二人の神経科学者が、ウサギの海馬を薄切りにして電気生理学的な実験を行った。海馬というところはニューロンが図のように整然と並んでおり（図6.10）、入力と出力がはっきりわかる。入力である貫通線維を電気で刺激して、出力側のCA1から電気的な応答を調べると、シナプスを越えた信号の伝達が観察できる。ここで入力側に1秒間に100回程度の高頻度の電気刺激（テタヌス刺激という）を与え、その後に前と同じことをやってみると、シナプスを越えた神経の応答は明らかに大きくなっていた。しかもこの大きくなった状態は数時間以上も持続したのである。これが「長期増強」と言

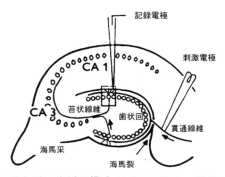

図6.10　海馬の構造（文献10に基づいて描く）

第6章 考える——記憶・言語・概念

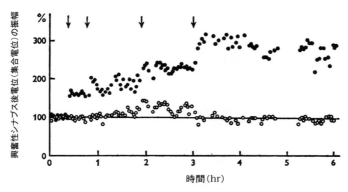

図6.11　海馬の長期増強（文献10に基づいて描く）

われる現象である（図6.11）[10]。

　イメージとしては、普段は細めに開いているドアをドンドンと何回も叩いたら大きく開いた、という感じだろうか。

　実際にこのイメージ通りのことが起こっているのである。

　海馬の中で使われている神経伝達物質はグルタミン酸で、グルタミン酸の受容体にはいくつかのタイプがある。いまはAMPA型というものと、NMDA型というものが重要である。普段はAMPA型が働いており、NMDA型の方にはマグネシウムイオンが入り込んで、この扉は「閉まっている」。ところが、AMPA受容体がしつこく刺激されると、ニューロンの中の電位がだんだんプラス側に傾いてくる。それがあるところまでくると、陽イオンであるマグネシウムイオンはNMDA受容体から離れる。ここでNMDA受容体という大きな扉が「開く」のである。開いたところからカルシウムイオンが入ってくる。カルシウムイオンが入ってくることによってニューロンの性質が変わり、興奮しやすくなる（図6.12）。

　テタヌス刺激に相当することが日常生活で何かと言えば、それは繰り返して同じような神経活動が起こったとき、つまり、何度も練習するとか、アタマの中で復唱するとか、そういうことであろう。そういうことが起こると、海馬のシナプスの伝達効率がアップする。しかもその状態は長く続いている。これは「記憶」ではないだろうか？

　ここで言う記憶とは、新しいことを覚え込むことである。古い記憶を引っ張り出すことではない。だがこれこそまさに海馬が傷ついたH.M.ができなくなったことだった。

　実はこの「長期増強」という現象は、いろいろなシナプスで起こるはずだと

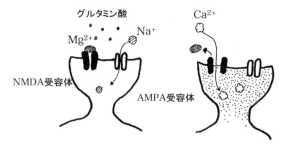

図6.12　長期増強を起こすNMDA受容体のメカニズム

考えられていた。最初は脊髄で実験されたが、うまく行かなかった。海馬を材料に使ったのが成功の鍵であった。いまでは海馬だけでなく、他の場所、たとえば扁桃体や小脳でも長期増強が起こることがわかっている。シナプスの伝達効率は可塑的に変わる。これが脳の神経回路が電気回路とは違うところで、時々刻々と変化する環境に適応する第一歩なのである。

　もちろんそれは「第一歩」である。記憶と長期増強は似た現象だが、私たちが何かを覚え込むときに必ず長期増強が起こっているかどうかはわからない。しかしこれをきっかけとして海馬シナプスの研究は分子の時代に入り、いまや「記憶の一端が目に見える」状況になったのである。このことはまた後で触れる。

「覚えている」という自覚のない記憶もある

　現在では、記憶はいくつかの種類に分類できると考えられている。
　これは健忘症の研究を行ったラリー・スクワイアという神経科学者が唱えた考えに基づいている（図6.13）[11]。
　「宣言的記憶」というのは「これを覚えている」という自覚を伴った記憶である。宣言的記憶はさらに「エピソード記憶」と「意味記憶」に分けられる。エピソード記憶というのは「時間のタグがついている記憶」と思えばよい。昨日の夜は何を食べたとか、去年の今頃は何をしていたとかいうような、時間軸を持った経験の記憶である。この記憶を作るには海馬の働きが必要である。「意味記憶」というのは、一般的な知識とだいたい同じ意味だと思われたらよい。「トリには羽がある」とか「三角形の内角の和は180度である」とかいったよう

第6章 考える──記憶・言語・概念

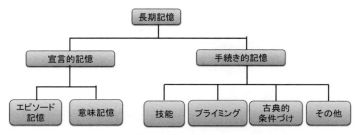

図6.13 記憶の分類（文献11に基づいて描く）

な記憶のことで、これは時間にしばられない。

　一方、「手続き的記憶」というのは、いわゆる「体が覚えている」記憶である。これが「宣言的記憶」とは違うと言えるわけはH.M.の症例から明らかであろう。手続き的記憶の代表は運動技能である。H.M.の運動技能は確実に向上したのだった。条件反射も「体が覚えている」記憶に入れることができる。

　手続き的な記憶の「プライミング」には少し説明が必要だろう。たとえば、冷蔵庫の話を長々とした後に、「『れ』で始まるものを言ってください」と言うと、なぜか自然に冷蔵庫が出てくる。これは意識してそうなるわけではない。どうしてこういうことが生じるかというと、冷蔵庫の話をしていたときに頭の中で冷蔵庫に関する記憶のネットワークが活性化され、「れいぞうこ」という言葉が出やすい状況になっているからだと考えられる。こういう「誘い水」のようなことをプライミングと言う。これも自覚しているわけではないので手続き的記憶に入る。

　こういうふうに多様な記憶があるのだが、私たちが最も記憶らしい記憶だと思っているのは、いわゆるエピソード記憶のことになる。

記憶の分子メカニズムへ

　エピソード記憶の形成に海馬が重要であることは既に述べた。また、海馬に長期増強という、いかにもそれらしい現象があることも述べた。

　そのとき「ニューロンが興奮しやすくなる」と書いたが、このメカニズムを実際に調べたのはノーベル医学・生理学賞を取った利根川進博士である。免疫の研究でノーベル賞を取った利根川博士は次の課題として脳の研究に取り組んだ。利根川ラボからは1992年に重要な研究が相次いで出た。

　海馬のニューロンにあるNMDA受容体の扉が開くと、カルシウムイオンが

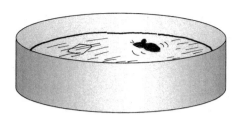

図6.14 Morrisの水迷路

細胞の中に入ってくる。このカルシウムイオンは「カルシウム・カルモジュリン依存性プロテインキナーゼ」という酵素に結合し、一連の反応を経てニューロンの核の中に変化を起こす。核の中にはご承知のようにDNAが収まっている。その一部が解読されて新しいタンパク質ができる。そのとき作られるタンパク質とは何とAMPA受容体なのである。AMPA受容体の数が増えるから、結局このニューロンは興奮しやすくなる。

利根川ラボではこの酵素を遺伝子工学の技術を使って欠失させたマウスを作った。このマウスの海馬では長期増強が起こらなかった[12]。また、このマウスを図6.14のように水を張ったプールで泳がせて、水面下の踏み台（ここに乗ると水から脱出できる）を探させる課題をやってみると、成績が悪かった[13]。

世界の一流雑誌の同じ号に続けて2報掲載されたこの論文のインパクトは大きかった。遺伝子改変の技術が神経や行動の研究に使えることを最初に示した論文でもあったからである。これ以後の研究は分子メカニズムの解明に進んで行った。

シナプスを見る

まず、シナプスが目に見えるようになった。これには2008年のノーベル化学賞を受賞した下村脩一博士の研究が大きく貢献している。下村博士はオワンクラゲという海生生物から緑色に光るタンパク質（GFP）を発見したのだった。シナプスにはPSD95というタンパク質が溜まっている。正確に言うとシナプスの後ろ側（情報が伝えられる側）に少し厚くなった部分があって、そこにPSD95が集まっているのである。このPSD95とGFPを結合させると、PSD95が光って見える。そこで、日本の研究者がラットの大脳皮質の培養ニューロンを使って、シナプスを「光らせる」ことに成功した[14]。

次に、記憶をしているときのシナプスを「見よう」という話になった。シナ

第6章 考える——記憶・言語・概念

プスはニューロンとニューロンの継ぎ目で、ニューロンの樹状突起に多くある。その樹状突起に「とげ」のような構造（スパイン：棘）があって、それがシナプスを作っている。1つのニューロンはだいたい8000個から10000個のシナプスがある。海馬の中だけでもそういうニューロンが1000万個ぐらいあると言われているから、たいへんな数のシナプスがあることになる。海馬のニューロンが活動するときには、それらが一斉に活動するのだろうか？

そんなことが起こっては無秩序な活動にしかならないだろう。仮説としては、記憶が作られているときには特定のシナプスだけが活動すると考えられていた。ニューロンは、タンパク質を合成して機能を変える。活動しているシナプスには、そのタンパク質を「ここに届けてくれ」という目印（タグ）のようなものがついているはずなのである。これが「シナプスタグ仮説」と呼ばれて、2000年代の半ばごろから記憶の基礎として有名になっていた。

記憶を見る

これを実証したのも日本の研究者たちである。現在北里大学にいる岡田大介博士らが三菱化学生命科学研究所で行った仕事だった。ニューロンの機能の変化にかかわっているタンパク質の中にVesl 1-Sというものがある。これにGFPをくっつけた実験をしたのである。そうすると、緑色に輝くVesl 1-Sは、ふだんは樹状突起の中にバラバラと分散していた。しかし、特定の樹状突起をNMDAで局所的に刺激してやると、Vesl 1-Sはそこに集まってきた（図6.15）[15]。

この実験はNMDAで強制的にシナプスを活性化するものだったが、実際の海馬の中ではどうなっているのだろうか？

いま想定されているのは、記憶が作られるときにはいくつかのニューロンが

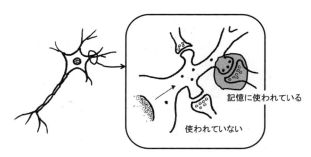

図6.15 シナプスタグ（文献15に基づいて描く）

秩序のある受け渡し　　　　　　ランダムな受け渡し

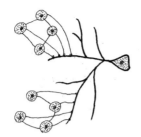 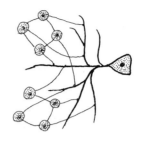

図6.16　シナプスにおける情報の受け渡し（文献17を参考に描く）

同時に活動するということである。海馬でそれが起こると、海馬の脳波が大きく波打って見える。私の研究グループでも、記憶が作られるときと、それを思い出すときには、大きく波打った脳波が観察できることを確認した[16]。

　それでは、そういうときには特定のシナプスにいくつかのニューロンからの信号がバラバラに入って来るのだろうか？　それとも、同期した信号は位置的に近いシナプスに集中して入って来るのだろうか？（図6.16）[17]。これについては東京大学の池谷裕二博士らのグループによって、細胞の中で動いているカルシウムイオンを目で見る技術を駆使した解析が行われた。その技術を極限まで洗練させて、同期した信号は位置的に近いシナプスに秩序正しく入ってくることが証明されたのである[18]。そうするとそこに「シナプスタグ」が付き、「このつながりを強化しよう」というタンパク質が集まってくるだろう。

　このあたりが現在「記憶」についてわかっていることの最前線である。

　だが、こうした知見も瞬間的に古くなっていく。細かい現象を目で見る技術はこれからも進歩し、たくさんのことがわかるだろう。しかし、こちらは「結晶化」の方向である。私自身の思いとしては、こういうふうに細かく掘り下げていく研究と、私たちが日常的に思う「記憶」との間の溝が大きくなってくるような気もする。

記憶力は強くできるか？

　患者の名前をしっかり憶えたいとか、医学用語をきちんと頭の中に入れておきたいとか、強い記憶力を持ちたいと思うことは多い。とくに私のようにだんだん年をとってくると、化学物質の名前や植物の名前は憶えにくくなってく

第6章　考える——記憶・言語・概念

る。話をしているときにどうしても相手の名前が思い出せないので困ることもある。

　だが、どうすれば記憶力がアップするかという視点の研究は行われていない。そもそも学問的には「記憶力」という力が定義されていない。

　これまでに述べたことからすると、ひたすら復唱することと、意味のネットワークの力を駆使することぐらいしか記憶増強法はないように思える。「記憶術」などと呼ばれているものはだいたいこれらのどちらかに入る。

　ただ、もう少し詳しく考えてみることもできないわけではない。忘却の原因は時間の経過だけではない。記憶している内容の「干渉」ということも大事である。似たものはお互いに干渉して忘れやすい、というか、そもそも覚えにくい。江戸時代の徳川将軍の名前には家康、家光、家綱、家宣、家継など「家なになに」という人が多い。こうなるとお互いに干渉して誰が誰やらわからなくなる。ところが徳川将軍の中でわりとよく覚えられているのが五代綱吉と八代吉宗である。この人たちの名前には「家」がついてない。すなわちまわりの将軍たちから干渉を受けない。だから記憶に残りやすい。これを「孤立項効果」という[19]。綱吉の時代には赤穂浪士の事件があり、吉宗の時代には大岡越前がいた。これらは有名なことだからよく覚えていると思いがちだが、実は孤立項効果で将軍の名前をよく覚えており、それに引きずられて事件や人物が念頭に浮かびやすいのかも知れない。

　干渉を外そうと思えば、一連のリストの最初に置く（初頭効果）、似てないものの間に混ぜる（孤立項効果を利用する）といった工夫がある。家康をよく覚えているのは初頭効果である。

　このようにいろいろなことが言われるが、やはり「記憶力アップ」にはショートカットはなく、覚えたことをなるべく作業記憶の中に引きずり出して暖めておくのが良さそうである。

　それに、開き直りのようだが、記憶力が良いのが一概に良いとも言えないだろう。劇的な記憶力を持った人は、辛いこともいつまでも忘れられずに苦しむのではないだろうか。適当に忘却するのも大事なことだ。

　もちろん、仕事にとって大事なことを忘れたら困る。興味のあることはよく覚えているという。それは自発的に復唱するからである。そう考えると、自分の仕事の領域から関心を失わないようにするのが大事なことのように思える。

第3節 言葉をあやつる

言語は進化の産物

　言葉は思考を乗せて運ぶ乗り物である。
　言葉は美しい詩や文章を生む。芸術の素材でもある。
　言葉はまた魔物でもある。ちょっとした言い回しやニュアンスで私たちは傷ついたり、傷つけられたりする。私自身にも「あの人とはあれきり絶交してしまった」という残念な例がなくはないが、そのきっかけは常に言葉だった。
　言葉は人間にしか存在しないと言われる。たしかに、『ドリトル先生の旅行記』のように動物たちがしゃべっているのを聞くことはできない。だが、言葉が人間にしかないという考えと、言葉は何かが進化したものだという考えとは矛盾しない。人間以外の動物が持っているものと人間の言葉との間には何か関係があるはずなのである。この節の話はそこから始めよう。

チンパンジーの言語訓練

　チンパンジーは霊長類の中ではヒトに最も近く、高度な知能を持っている。チンパンジーには言葉がわかるのではないだろうか？
　その最初の試みは1950年代に始まった。その思いつきはごく単純なもので、チンパンジーは賢いから、人間と同じように育てれば言葉がわかるのではないかということだった。
　しかし、3年経っても「パパ」、「カップ」、「キャップ」と言えるようになっただけで、人間の子供に見られるような「語彙の爆発的な増加」は起こらなかった。だがこれは、チンパンジーは頭が悪いということではない。チンパンジーの喉は発声に向いてないのだ。
　では、手話ならどうだろうか？　次の試みは1960年代に行われた。チンパンジーは手話をかなり理解できるようになった。この話題はかなりセンセーショナルに取り上げられ、聾唖の新聞記者が「異種の動物と母語で話し合った！」と感動的な記事にしたこともある。しかし、オペラント条件づけに詳しい研究者がチンパンジーの行動を調べてみると、自発的に会話しているのではなく、ほとんどは人間の言ったことの「おうむ返し」なのだった。

第6章 考える——記憶・言語・概念

次の試みは1970年代で、今度はオペラント条件づけのテクニックが駆使された。このときには、図6.17のようなプラスチック言語をホワイトボードに貼り付ける訓練が行われた[20]。このプラスチック言語の面白いところは、たとえば「リンゴ」を表す記号が実物のリンゴとは似ても似つかない形や色をしていることである。つまりこれを使えるようになるためには「リンゴではないものがリンゴを表している」ということ、すなわち「シンボル」がわかっていなければならないのだ。

サラという名前のチンパンジーはかなりこれがわかるようになった。「同じ」や「違う」という概念もわかり、「もし（IF）」を含む複雑な構文も作れるようになった。サラを訓練したのはデヴィット・プリマックという心理学者で、日本にも来た。私の先輩はプリマックに会い、「この行動を何で強化したのですか？」と聞いてみた。そうしたら「Love and Kiss」と答えたそうである。

1980年代になるとコンピュータが進歩したので、プラスチック言語を使わなくてもディスプレイにいろいろな図形を並べて「言葉」を作る訓練が行われるようになった。こういうのを「レキシグラム」という。京都大学の有名なチンパンジー、アイの訓練もその一種である。日本の研究者がアイに最初に訓練してみようとしたのは、漢字のようなものを書くことだった。ご承知のように、漢字は要素の組み合わせでいろいろな意味を作ることができる。「魚」に「弱」で「イワシ」、「魚」に「春」で「サワラ」、大きなカテゴリーを表す記号と、それを修飾する記号との組み合わせだ。

アイがかなり高度なレキシグラムを使えるようになったことはよく知られている。学会では「アイはとくべつな天才チンパンジーではないのですか？」という質問もあった。それに対して、アイの仲間の松沢哲郎先生は「決してそうではなく、彼女は実験が好きなのです」と答えられていた。私もサルを使った

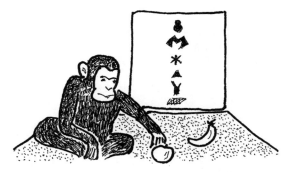

図6.17　プラスチック言語を用いたチンパンジーの言語訓練（文献20を参考に描く）

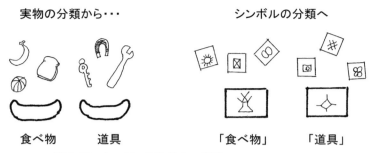

図6.18 シンボル操作能力の訓練（文献21を参考に描く）

実験をしていたから、この感じはわかる。人と遊ぶのが好きなサルがいて、そういう個体は実験でも良い結果を出してくれるのである。

　チンパンジーにはかなり高度なシンボル操作能力がある。ものを分類する課題を教え、食べ物は左の箱に、道具は右の箱に入れるようにした後で、食べ物を表す記号と道具を表す記号を教えると、記号どうしを分類できるようになる（図6.18）[21]。ただしこれには段階を踏んだ丁寧な訓練が必要である。食べ物（実物）の分類ができるようになったら、今度は実物と写真の対応を覚えさせ、写真を分類することを教える。写真の分類ができるようになったら、次に写真とシンボルの対応を覚えさせ、シンボルの分類を訓練して、やっとシンボルが分類できるようになるのである。

　チンパンジーはまた論理的な考えもできる。「AはBよりも大きい、BはCよりも大きい、それならばAはCよりも大きい」ということ（推移律という）がわかる。言葉を使う前提となる知能は持っているのである

　しかし、レキシグラムを使った自発的な「おしゃべり」や「会話」を始めるようにはならなかったようだ。

ジュウシマツの言語

　こういう状況であったところに、1990年代になると全く違う角度から言語の起源に迫る研究が現れた。

　それは、ジュウシマツの歌である。ジュウシマツはこんなふうなかわいい小鳥だが（図6.19）、ずいぶん複雑な歌を歌う。

　当時千葉大学にいた岡ノ谷一夫博士はこの歌を詳しく分析した[22]。ジュウシマツの歌はこんな波形で記録できる（図6.20）。それを解読してみると、いくつ

第6章　考える——記憶・言語・概念

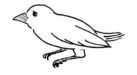

図6.19　ジュウシマツ

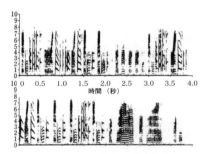

図6.20　ジュウシマツの歌の波形（文献22を一部改変）

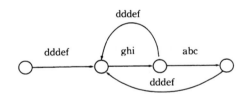

図6.21　ジュウシマツの歌の文法（文献22による）

かの「素音」が見つかった。その「素音」は規則的に並んでいる。素音をアルファベットに置き換えて並べると列ができる。ある列から別の列に、歌がどんなふうに推移しているかを調べると、こんな図式ができた（図6.21）。

　ここには明らかに「文法」がある。「この列からこの列にはよく行くが、別の列にはあまり行かない」という関係があるのだ。ジュウシマツの歌声は「規則」に従って並べられているのである。

　この規則を脳のどこがコントロールしているかもわかった。鳥類の脳は哺乳類とは違って部位の名前も独特だが、要素に反応するところとフレーズに反応するところが階層的な構造になっている。さらにその上位に歌に「創発的」とでもいうべき柔軟性を与えている領域（Nifと呼ばれる）がある。ここに傷を作ると歌のフレーズからフレーズへの柔軟性が失われる。

　さらに、雄のジュウシマツが複雑な歌を歌う理由は、その方が雌を惹きつけ

るからだということもわかった。もしかしたら人間の言葉も歌と同じ起源を持ち、それは他者へ魅力をアピールするためだったのかも知れない。

ヒトの言語とは

　結局のところ、高度なシンボル操作能力と、音声によるコミュニケーション能力がくっついたのがヒトの言語だと言えそうだ。これらは進化的な起源が違うのだろう。人間はその2つをうまく結合させた。もちろん、ヒトには「字を読んだり書いたりする」という能力もあるが、これは音声よりも遅く発達してくる。字がシンボルの一種であることから考えて、音声言語の後に出てきたものだろう。

　言語とはこんな特徴を持つものだと考えられている（図6.22）[23]。

　この特徴のうちのあるものは鳥類や哺乳類全般とも共通する。しかし、すべての特徴を持っているのは人間の言語だけである。

　ヒトの言語には3つの顔がある。

　そのひとつは「意味」である。言葉そのものは音のつながりに過ぎないが、たとえば「流・行・性・感・冒」というふうに言葉を並べると、ある特徴を持った疾患を表す。その特徴はいろいろな概念を呼び起こして、私たちにあるイメージを与える。そこで、概念について考えてみる必要が出てくる。

　第2の顔は「文法」である。ジュウシマツの歌にも文法があったが、私たちの言葉には並べ方のルールがある。たとえば、「きのう、行った、私、検査室」という言葉のつながりを聞いたとき、私たちはこれを頭の中で変換して「私はきのう検査室に行きました」という意味なのだということを理解する。こういう主語や述語のつながりはきちんとした構造を持っている。

　第3の顔は「コミュニケーション」である。もちろん、私たちは自分ひとりで考えていることもある。だがそれはもう一人の私とコミュニケーションをとっているのである。言語は社会の中で生きている。

概念とはどんなものか？

　言葉の意味とは、私たちが「概念」と言っているものにほかならない。

　私たちは「リンゴ」は「ミカン」とは違うものとして認識している。しかし、「果物」という意味では同じカテゴリーに入るものと認識している。また、「紅

第6章 考える――記憶・言語・概念

音声は口から耳に伝達される	音声－聴覚チャネル
音声信号はどの方向にも拡がるが、受け手は送り手の方向を特定できる	拡散的伝達と方向選択的受容
音声は一過性である	急速な減衰
メッセージの送り手にも受け手にもなる	交感可能性
送り手は自分の産み出した信号をすべて受け取る	全面的フィードバック
音声は意味を伝える機能だけを持つ	特殊化
信号は対象やできごとと結びついて意味を伝える	意味性
音声信号とそれが示す対象やできごととの間に必然的関係はない	恣意性
音声そのものはアナログだが言語を構成する音声は有限でデジタル	離散性
時間的・空間的にへだたったものを示すことができる	転置性
有限の要素から無限にメッセージを生み出すことができる	生産性
教育や学習によって次の世代に受け継がれる	伝統的継承
信号の要素は意味を持たないが、そのパターンの組み合わせは意味を持つ	パターンの二重化

図6.22 言語の特徴（文献23を参考に描く）

玉」や「ふじ」は「リンゴ」の中に含まれるものと認識している。

こういうことを考えると、概念は階層的なネットワークになっているように思える。

そこで、何が紅玉とふじを分けるか？　何がリンゴとミカンを分けるか？と考えてみると、紅玉は酸味が強い、ふじは甘みが強いという特徴がある。この2つは「味で分ける」というルールに従うと分けられる。そうすると概念はいくつかのルールが階層になったものかも知れない。

それらしいことを示す実験もある。

たとえば、「カナリヤは黄色い」という質問にできるだけ早く「はい」か「いいえ」で答えてもらう。また、「カナリヤには皮膚がある」というような別の質問も用意して、できるだけ早く「はい」か「いいえ」で答えてもらう。これをたくさんの質問についてやってみると、すばやく答えの出てくるものと、多少時間のかかるものがある。

コリンズとキリアンという二人の心理学者は、この時間差は意味のネットワークが図6.23のような階層的な構造をしているからだと考えた[24]。「カナリヤは黄色い」に答えるときには第1段階だけを検索すれば良いからすばやく答えが出る。これに対して「カナリヤには皮膚がある」に答えるときには、この階層をもっとさかのぼって「動物」というレベルまで検索しなければならないから時間がかかる。もちろんその時間差はわずかである。わずかな差ではある

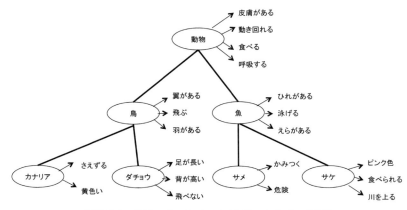

図6.23　意味のネットワーク（文献24に基づいて描く）

が、概念がネットワークになっていることは示唆される。

　ただし、いまでは概念がこんなにきれいで固定的な階層構造になっているとは考えられていない。このネットワークでは「遠い」はずのものでも素早く答えが出てくる場合があるからだ。また、このネットワークは柔軟に構造を変えることもあるようだ。だが、私たちの概念がネットワーク構造を持っているということは認められている。

　これに対して、概念はルールの集合ではないという説もある。概念は事例の集まりだという考えである。

　概念は「典型事例」を中心として周辺に広がっていくような構造をしているというのだ。

　たとえば、「魚」と言ったとき、私たちは「ヒレがあって、水の中に住んでいて、エラで呼吸して」という具合にルールのネットワークに基づいて「魚」の概念を作るとは限らない。「魚」と言われたときには（人によって違いはあるだろうが）まず「最も魚らしい魚」を思い浮かべる。ある人にとってはそれはマグロだろうし、別の人にとってはキンギョかも知れない。

　この典型のまわりに周辺の事例が分布している。アメリカの大学生を対象にして「魚らしさ」を調べた研究の一部を抜粋すると、こんな結果が得られている（図6.24）[25]。「マスが第1位か！」、「なんでカキが入っているんだ！」と突っ込まずに眺めてもらいたい。あくまでもアメリカの大学生の答えだ。イルカはルールのネットワークの中では魚ではないはずだが、魚らしさを持っている。イソギンチャクのようなものでも、「ほんの少しは魚」と思う心がある。

　ルールのネットワークも本当らしいし、こういう「典型事例と周辺事例」と

第6章 考える――記憶・言語・概念

事例	典型度
マス	9.91
マグロ	9.5
サメ	8.25
ウナギ	6.83
ヤリイカ	6.3
小エビ	6.17
クラゲ	5.75
イルカ	5.63
タツノオトシゴ	5.09
カキ	4.83
イソギンチャク	3.96
カイメン	3.45
プランクトン	3.12

図6.24 プロトタイプとその周辺：サカナの場合（文献25に基づいて描く，一部）

いう構造も本当らしい。私たちの頭の中にはその両方があるのだろう。

失語症からわかること

　頭の中と書いたがそれはどこだろうか？
　こういう研究に大きな役割を果たすのが「失語症」の患者である。失語症にはずいぶんいろいろな種類がある。ブローカ失語とウェルニッケ失語以外にも、言葉の意味はわかるが復唱ができない失語症とか、復唱はできるが意味がわからない失語症とか、主な分類だけでも十数種類ある。失語症は脳梗塞の後遺症としても起こるので、それほど珍しい病気でもない。
　ある研究では、200名以上の失語症の患者に協力してもらい、ものの名前がわかるかどうかを尋ね、そのときの脳の活動を調べた。
　たとえば、有名人の顔写真を見せて、「これは誰ですか？」と尋ねる。正しく言えれば「ネーミングができた」ということになる。ネーミングができなくても、あれこれ言っているうちに実験者が「正しくわかっているな」と思うことがある。そういうときは「再認ができた」と記録する。
　さてこうした質問をやって脳の活動を調べてみると、カテゴリーによってそれぞれ少しずつちがう「辞書」が脳の中にあることが明らかになった[26]。明らかになったとは言っても、この論文ではずいぶん複雑な数理操作をやって「辞書」を見つけている。辞書のありかはそれほど自明ではない。しかし、私たちが記憶を検索して「意味のある言葉」を見つけるときには、こういう領域への

アクセスが行われているのであろう。

文法を感じる脳がある

　単語の羅列でも何が言いたいかは伝わらないわけではないが、私たちは普通はそうしない。
　単語の並べ方には規則があり、動詞を活用させたり、助詞をはさんだりして意味のある言葉を作り、理解する。こういう規則を集めて定式化したのが文法である。
　人間の子供が「言語爆発」という急速な発達を示すときには、単語の量が増えるだけではなく、それらを組み合わせた文も作れるようになる。そうであるからには、文法の「鋳型」のようなものが人間の脳の中には生まれつき入っているにちがいない。そう唱えたのが言語学者のノーム・チョムスキーだった。チョムスキーの構想は言語学にも脳科学にも大きな影響を与えた。
　それは学習（オペラント条件づけ）によって言語が習得されていくという考えとはまっこうから対立するものと考えられている。この対立は、人間の理性を重んじるヨーロッパ大陸の哲学と、経験を重んじるイギリスの哲学との違いを引きずっているようにも思う。ただし、私はこの問題を「どちらかが正しく、他方は間違っている」とは思わない。言語のどういう側面に焦点を当てるかによって生得説が正しいように見えるときもあり、経験説が正しいように見えるときもある。
　余談だがチョムスキーは政治的にはリベラルな左派である。チョムスキーの著作には政治的なものも多く、私はその考えに賛同することが多い。
　それはそれとして、何かが本当に生まれつき（生得的）だということを証明するのは難しい。本当のことを言えば、生まれたばかりの乳児の脳に文法を処理する構造と機能が見つかってこそ「生得的」と言える。脳科学がずいぶん進展したので、もうじきそういう研究も出てくるだろうが、いまのところはまだない。
　東京大学の酒井邦嘉教授らの研究によって、「文法の中枢」といえる場所がブローカの領域にあることがわかった[27]。
　この研究のポイントは、文法的な判断を要する課題と、そうではない課題を比べたことにある（図6.25）。この実験では並べると文になるような単語を系列的に見せる。文法的な課題では、動詞が目的語と関連しているかどうかを判断してもらう。文法的ではない課題は記憶の課題で、複数の単語のうちどちらが

第6章 考える──記憶・言語・概念

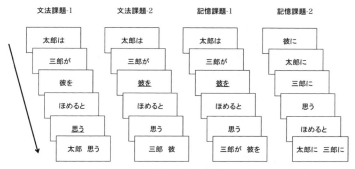

図6.25　文法課題と記憶課題（文献27に基づいて描く）

先に示されたかを答えてもらう。記憶の課題に比べて文法の課題をやっているときに活動が盛んになった領域はブローカの領域と重なった。

　ブローカの領域というのは運動性失語の責任部位で、ブローカ失語とは言葉は理解できているのに話せなくなる疾患だった。しかしそこは、サル類ではもともと腕や手を動かす命令を出す場所で、運動の時間的な順番を制御していると考えられる。文法を司る部位がこの領域にあったとなると、この部位は「Xの次にY、Yの次にZ」という、意味のあるつながりを構成する順番を一般的に制御していると言えそうである。というか、そもそも文法とはそういう「並べ方の順序の問題」なのかも知れない。

　最近では脳腫瘍の患者を使った研究から、左右の大脳や小脳も含む大きなネットワークが文法処理を支えていることも明らかになってきた[28]。言語のために使われる脳領域はとても広いらしい。

コミュニケーション：共同体の中での言語

　大脳皮質の中に分散している「辞書」から意味が検索され、作業記憶の中に呼び出される。
　そこで雲のように渦巻く概念は、文法中枢によって「言葉」の形に組織化される。
　その先には何があるだろう？
　実際に起こるのは、「読む」「聞く」「話す」「書く」といった行動である。この「言語行動」を考えなければ言語を理解したことにはならない。哲学者の三木清は「言葉はその根源性において理論的ではなくかえって実践的であ

171

る」、「この実践が本質的には社会的性質のものである」と書いている（『マルクス主義と唯物論』）。社会の中で行われる「言語行動」、言い換えればコミュニケーションが言語の第3の顔、ある意味では本質だと言える。

そしてその言語行動は、オペラント条件づけで形成される。

オペラント条件づけであるからには、その行動を強化したり弱化したりするものがあるはずだ。

それは他者の行動、もう少し詳しく言うと、同じ言語共同体に属する他者からの働きかけである。

レストランに行って「お冷をください」というとフロア係が水を運んできてくれる。それが強化になり、水が欲しいときには「お冷をください」という発話が多くなる。あるいは、人のことを「バカヤロー」というと、「そんなふうに言うもんじゃない」とたしなめられる。それで、他人に向かって「バカヤロー」という言葉を投げつける行動の頻度は減る。

関西で育った人が関西弁を話し、九州で育った人が九州弁を話す。こういう行動は条件づけで育ってきた。それを育てたのは同じ言語を使う人々が作る共同体である。

人間は急速に言語を学習するので、ひとつひとつの言語行動がいちいち条件づけられなければならないとは思われない。しかし基本的なところには学習が必要である。その学習にも「完成」ということはない。私たちはいまでも敬語の使い方や漢字の使い方を学習しなければならない。

オペラント条件づけを定式化したスキナーはもともと作家志望で、言語に関心が深かった。スキナーは人間の言語行動をいくつかの種類に分類した。これがまたスキナー独特の造語で、わかりにくいところでもある。だが、こんな造語を作り出したわけは、スキナーが考えていたのが「英語」や「日本語」といった既成の言語ではなく、環境に働きかけ、環境の影響を受けて変わる「言語行動」だったからである。

たとえば、スキナーが「マンド」と呼んだものを考えよう。これは相手が何かの具体的な行動をするように発せられる言葉のことである。だからといって文法的な命令文として整っている必要はない。昔の日本のオヤジというものは（どうしようもないオヤジだが）、何をしてもらうにも奥さんに「おーい」と声をかけ、それだけで済んでいた。それであるときにはお茶が出てきたり、別のときには丹前が出てきたりした。「おーい」は単純な発声に過ぎないが、立派にマンドとして機能した。また、スキナーが「タクト」と呼んだものは具体的な行動を起こすわけではないが、「報告」というような機能を果たす。「本日の業務終わりました」というようなことである。だが、そう言えば「お疲れ様」とい

第6章 考える――記憶・言語・概念

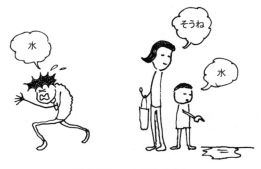

図6.26 マンドとタクト

う答えが返ってくる。それでこの行動は強化される。

マンドとタクトをマンガにしてみると、こんなイメージであろうか（図6.26）。ここでは話者は両方とも「水」という同じ単語を発している。それが左の場合は「水をください」という意味になる。この発話には「水をあげる」ことが強化になる。それが「マンド」である。一方、右の場合は「水があるよ」という意味になる。その発話は別の誰かが「そうね」と同意してあげることが強化になる。私たちはこうしてマンドとタクトを形成してきた。

スキナーは言語行動については1957年に一冊の本を書いただけだったので、その後の発展はなかったという人もいるが、それはとんでもない誤解である。

スキナーの言語理論に基づく言語学習のプログラムは着々と整備され、精神遅滞や自閉症の子供たちの訓練に成果を挙げた。たとえば自閉症児の言語訓練プログラムとして「VB-MAPP」というものがある。

これは5つの要素から成るプログラムで、かいつまんで述べれば、第1はオペラント条件づけの常道に従って、現状のアセスメントをする。第2は、これから言語行動を形成していくにあたって何が壁になるかを評価する「バリヤー・アセスメント」というものである。第3は「移行アセスメント」と言い、訓練の効果を評定するためのアセスメントである。この中には「自発性」、「トイレのスキル」、「食事のスキル」といった、言語行動を支える他の行動の評定が含まれる。第4はカリキュラム・ガイドで、現状から目標までの間をスモールステップに分けて、課題を細かく分析し、到達するための指針を示す。第5の要素は具体的な教育計画である。

それぞれの要素は細かい項目に分かれている。たとえば現状のアセスメントには170もの項目がある。このように細分化されている理由は、このプログラムが対象になる子供ひとりひとりに個別化されているからである。オペラント

条件づけは、既に述べたことではあるが、画一的なカリキュラムの「押しつけ」ではない。また、マニュアルを読めば誰にでもできるというものでもない。VB-MAPPには「プログラム・デザイナー」という指導役がいて、実情に即してこれらの要素を柔軟に組み合わせる。

言葉をうまく使うには

　ヒトの言語は、コミュニケーションの手段として最も精巧である。
　しかし、そのことは裏を返せば人間どうしがうまくコミュニケーションをとるのがいかに難しいかということでもある。
　私たちの脳に生得的に文法の中枢が備わっているならば、言葉をあやつる基本的な能力は誰もが持っている。問題はその基本の上に積み重ねる概念が「わたし」と「あなた」の間で若干ずれているということだろう。
　この若干のずれは言語コミュニケーションの精巧で微妙な性質によって雪だるまのように大きくふくれあがる。その結果、「わたし」には「あなた」が何を言っているのかわからないということも起こる。「こころの病気」の中にはこのように「わたし」と「あなた」がうまくコミュニケーションできないものが多い。というよりも、すべての「こころの病気」が何らかの形でコミュニケーションの問題とつながっている。
　この魔物のような言葉とうまく立ち向かうには、まず相手とのバランスをとることが重要である。ある実験によると、二人の会話の量が均衡していると、その会話に対する好ましい印象が生じるという[29]。どちらかがしゃべり過ぎるのは良くない。
　そのためには、相手の言葉に対して言葉で答えるだけでなく、うなずく、相づちをうつといった行動も使って、相手の行動を強化したり弱化したりするのが良いだろう。
　繰り返すが、会話量が均衡しているだけで、その会話には好ましい印象が生じる。これは言葉の闘い、すなわち議論についても言える。言い合いをしたからといって相手との関係がすぐに崩れるわけではない。むしろ言い合いがうまく成り立たなかったときに悔みや恨みが残ると考えた方が良いのではないだろうか。
　さらに、言葉は自分自身との対話にも使える。自分で自分の考えを口に出したり字に書いたりすると、漠然と頭の中に渦巻いていた概念がだんだんはっきりしてくる。私もそのつもりでこの原稿を書いているが、なかなか概念がはっ

きりしてこないというオチをつけてこの節を終わる。

論理と推論：不合理な人間

演繹

　記憶と言葉について述べてきたが、「ものを考える」ことについて考えるというねらいだったので、しめくくりに「論理」について考えてみよう。私たちは日常生活の中で何とか筋道を立てて物事を考えようとする。人間には論理的にものを考える力がある。それを突き詰めたのが哲学や数学の基礎、論理学である。ところが不思議なことに、論理と心理が一致しない場合がある。

　たとえば、「演繹」と呼ばれる論理の組み立て方がある。これは一般的な前提から個別の結論を導く論理である。その典型的なものが「三段論法」だ。三段論法では、たとえば、「人間はすべて死ぬ」という前提と、「私は人間である」という前提から「私は死ぬ」という結論を出す。人間という大きな集合があって、私がその中に含まれるから、私は死ぬことになるのだ。

　ところで、これはどうだろうか？ 「ハトは哺乳類ではない」、「ハトは鳥類である」、したがって「鳥類は哺乳類ではない」。これは常識的には全く正しいように見えるが、実は論理的には正しくない。

　「ハト」は「鳥類」よりも集合として小さい。だから、ハトが鳥類であることをもって「鳥類は」と言うことはできないのだ。つまり、「カラスはどうなのだ？ ニワトリはどうなのだ？」という疑問が出てくる。ハトのことだけを語っては「鳥類は哺乳類ではない」という結論は出せないのである。

　論理か？ 常識か？ 慶應大学の渡辺茂博士らは、近赤外線スペクトロスコピーという方法を使って論理的な思考を支えているのは脳のどの場所かを研究した[30]。この実験は少々手が込んでいて、

① 論理的にも正しく常識的にも正しい文（「哺乳類は鳥類ではない」、「イヌは哺乳類である」、よって「イヌは鳥類ではない」）
② 論理的には正しいが常識的には正しくない文（「哺乳類は鳥類ではない」、「ハトは哺乳類である」、よって「ハトは鳥類ではない」）（「そんなバカなことがあるか」と思わずに、ゆっくり考えていただきたい。ここでは命題が真か偽かは問題にしていない。あくまでも論理としての形だけを考えている。そうするとここでは集合が絞り込まれているのがわかるだろう。だからこの文は論理的に正しい

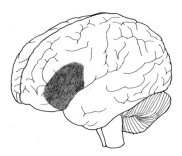

図6.27 下側頭回

のである。)
③論理的は正しくないが常識的には正しい文（上に挙げた例だが、「ハトは哺乳類ではない」、「ハトは鳥類である」、よって「鳥類は哺乳類ではない」）
④論理的に正しくなく常識的にも正しくない文（「鳥類はイヌではない」、「鳥類は哺乳類である」、よって「哺乳類はイヌではない」）

これらの4種類を被験者に示し、しかも画面のあちこちに出てくる白い印の位置を覚えていなければならないという「二重課題」をやった。

実験の結論をかいつまんで述べると、きちんと論理的な構造を考えることのできる人と、どうしても常識に引きずられてしまう人とがおり、それらの人々は前頭葉の「下前頭回」というところの活動に違いがあった（図6.27）。ここが活発に活動していると、常識に引き回されず、論理の構造を考えた反応ができる。この部位は言語やコミュニケーションとも関連の深い部位である。論理はやはり言葉や説得と結びついているのかも知れない。

帰納

論理の組み立て方にはもうひとつ、「帰納」と呼ばれる方法もある。

これは個別の事例から一般的な推理をするもので、演繹とは逆向きである。たとえば、「私の祖母は死んだ」、「私の祖父も死んだ」、「私の曽祖父も死んだ」…といういくつもの事例から「人は皆死ぬのだ」という結論を出す。日常生活では帰納的な推論もよくやる。しかし、そこは間違いの宝庫である。

子供の頃、おもちゃ何かを買って欲しくて、「みんな持ってるんだよ」と親に言ったことがなかったろうか？　そのときの「みんな」というのは誰だったか？　実は自分の知り合いの2、3人だったりしなかったか。こういうのを「サ

第6章 考える——記憶・言語・概念

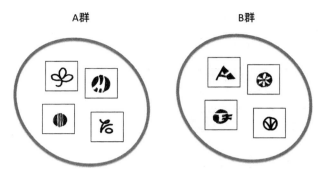

図6.28 概念を形成する刺激図形（文献31に基づいて描く）

ンプルサイズの錯誤」という。

あるいは、ダイエット法など、うまく行った人の話を読んだら「私もゼッタイにうまくいく」と思ってしまう。その広告にわざわざ「これは個人の感想です」と書いてあっても「一般的にうまくいく」と思ってしまうのだ。こういうのは「変動性の無視」という。

事例に基づいて一般法則を導く帰納的推論の基礎には、「いくつかの事例をカテゴリーに分ける」というメンタルな働きがある。

東北大学の筒井健一郎博士らは、サルを使った実験で、こういう活動をする神経が前頭葉の外側部にあることを発見した[31]。この実験では図6.28のような8種類の図形が4つずつ2つのグループに分けてある。あるグループの図形を見てスイッチをさわったときにはジュースがもらえる。別のグループの図形を見てスイッチをさわるとしょっぱい食塩水が出てくるので、そのときには手出しをしない方が得である。ところが、このルールは予告なしに変わる。さっきはジュースだった図形が今度は塩水になり、さっきは塩水だった図形がジュースになる。このときにはヒントも何もなく突然変わるので、最初は必ずびっくりする。だが、訓練に慣れてくると、一度びっくりしたらただちに「ルールが変わった」ことに気づく。

このときに「ルールが変わった」と教えるような活動をしているニューロンがあった。前頭葉外側部ニューロンのうちだいたい4分の1ぐらいがこのような「帰納的なルール発見」にかかわっていた。

いまのところこれ以上細かいことはわかってないが、推理・推論ということは前頭葉のニューロンがネットワークを作ってやっていると思って良さそうである。

問題解決

　私たちの身のまわりでは「まずい事」はしょっちゅう起こる。

　私がうっかりしているから、私のまわりでとくにたくさん起こるのかも知れないが、何かやろうとすれば必ず失敗は起こるものだ。失敗したらそれ相応のツケがまわってくる、というか、代償を支払わなければならない。まず何よりも自分がガックリくる。

　しかし、失敗がイヤならば、何もしないでいるしか方策はない。

　もしもあなたが「ひどく失敗した」と思ってがっかりしているのであれば、ひとつ安心材料がある。私はもっと失敗した。若いときから今日まで。薬理の仕事を始めた頃は「あらゆる失敗をする若者」として職場で有名になったほどだ。今日もいくつか失敗したが、それがバレると仕事にさしつかえるので書かない。おそろしいことに、今後も私は失敗するだろうという予測がある。これはもう、予測というより確信である。これまでの経験から帰納的に推論するとそうとしか思えない。

　安心材料はもうひとつある。これもこれまでの私の経験から帰納的に推論すると、「ひどい失敗をしてしまった」と思っても、完全にクラッシュすることはまずない。必ず何とか解決できる。もちろん、それなりの責任を取るとか、評価が下がるとかいったことは仕方がない。しかし問題は解決できる。

　失敗したときのコツは、はやいうちにそれを公言することである。私たちはどうしても「しまった」と思うと隠そうとする。まわりにわからないうちに自分ひとりで何とか解決できないかと思うのである。しかしこれは最悪の方策である。ひとつの失敗を糊塗しようとすると、次から次に隠さなければならないことが増えてくる。

　これについては思い出すことがある。私が学生を連れて他大学との共同研究を始めたときのことだ。この学生は非常に素直な子であった。いまで言うと「天然」というぐらい底抜けに素直だった。彼の実験は非常にうまく行き、思ったところに統計的有意差がつき、彼も私も喜んだし、共同研究の相手先の教授たちも喜んだ。ところがそれは彼の計算ミスだったのだ。実は有意差はなかった。しかし彼はあまりにも「天然」だったので、「うわぁ、間違えてた、失敗した」と陽気に周りに触れて回った。ところが、このことで相手先の教授の評価は上がったのである。「おたくの学生は信頼できる」ということになり、私まで株を上げた。

　したがって失敗はただちに公表するにかぎる。

第6章　考える──記憶・言語・概念

さてその上で、どうやって問題を解決するかとなると、まず「現状はこうである」という状態をはっきりさせる。それから「目標の状態はこうである」ということをはっきりさせる。

古典的な実験でよく使われたのが「ハノイの塔」というパズルである（図6.29）。「左の柱に円盤が大・中・小の順で積み上げられています。これをこの順で右の柱に移してください。ただし、1回に1つの円盤しか動かしてはいけません。また、小さいものの上に大きいものを置いてもいけません」というものだ。これをハノイの塔というわけは、昔これのものすごく複雑なものがハノイの寺院にあり、僧たちが毎日これをやっていて、完成した暁には世界が滅ぶ、という伝説があったからだという。それはともかく、左の柱が現状の状態、右の柱が完成した状態が目標状態である。

現状から目標に至る道をスモールステップを踏んで解決していく。

ただし、それには洞察が必要になるときがある。これはパズルで見たことがあるかも知れないが、図6.30のように円弧に接している四角形ABCDがある。円弧の半径をrとしたとき、対角線BDの長さを求めなさい、というものだ。BDをあるがままに眺めていても、この問題は解けない。こういうパズルのようなことは遊びごとと思うかも知れないが、発想を自由にする役に立つから、なかなかあなどれない。

ともかく、失敗を「底に落ちた」と思わずに、現状と思うことだ。現状を分析し、目標の状態を描く。大きな問題は分割しよう。原則スモールステップで

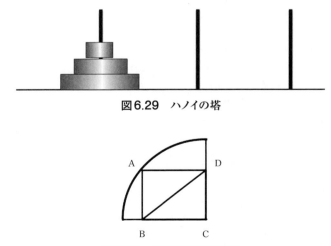

図6.29　ハノイの塔

図6.30　洞察が必要な問題

目標に近づいていく。ときには休むのも良い。「孵化効果」といって何かの拍子に解決が見えることもある。

合理と不合理

　ここまでは合理的にものを考えることについて話してきた。だが、私たちは丁寧に教えられると「こういう考え方が論理的なのだ」とわかっても、日常生活ではしばしば論理をぶっとばして勝手な推論をする。
　それも人間の人間らしいところである。
　人間の考えることはいつも合理的とは言えない。このことは、「行動経済学」と呼ばれる領域の研究で有名になってきた。
　古典的な経済学では、人間というものはコストを小さく、利益を大きくするように、合理的に行動すると仮定されていた。しかし、こういう仮定では金融恐慌のような現象がどうして起きてしまうのかが説明できない。人間の行動は不合理ではないか、というのが行動経済学の出発点であった。ちなみに、この領域ではダニエル・カーネマンという心理学者がノーベル賞を取った。心理学者でノーベル賞を最初に取るのは誰だろう（実はスキナーにノーベル賞を取らせようという運動もあった）という話があったが、経済学との境界領域で新しく立ち上げた仕事が評価されたのだった。

確率

　私たちがどうしても合理的にモノを考えられない例として、参考書に掲げた『行動経済学』から例を拾ってみよう。
　「ある致命的感染症にかかる確率は1万分の1である。ところが検査の結果、あなたは陽性だった。検査の信頼性は99％である。あなたが感染している確率はどれくらいか？」
　そんな珍しい病気にそんな信頼性の高い検査で陽性になったのなら、もう絶望である。
　私たちはたいていそう思う。
　ところが、それほどでもないのである。
　罹患率が1万分の1ということは、人間が100万人いたら100人罹患しているということだ。つまり、99万9900人は罹患していない。

一方、検査の信頼性が99％ということは、100人中1人は誤って陽性と判定してしまうことである。

さて、99万9900人は罹患していないが、この中の1％、すなわち9999人は誤って陽性と判定される。

先ほど書いたように、100万人の人間がいたら罹患者は100人で、このうち99人は正しく陽性と判定されるから、結局「陽性」と判定される人は正誤含めて99人＋9999人で1万98人となる。

この中で本当に罹患している人は99人なのだから、「あなたが感染している確率は」99/10098、すなわち0.0098で、1％にも満たないのである。

なんでそう思えないのか不思議だ。たぶん、私たちは言外の意味（たとえば、「罹患率は」と言われたときに罹患してない人のことを想像する力）をくみ取る力が弱いのだろう。

また、どうやら私たちが思う確率とか価値とかいうものは、数学的な意味の確率や価値とは違うらしい。

こんな例もある。あるくじがあって、80％の確率で4000円もらえる。外れたら何ももらえない。別のくじは（くじとは言えないが）空くじなしで誰でも3000円もらえる。どちらが得だろうか？

私は絶対に「3000円で空くじなし」の方を選ぶ。

しかし、数学的に「期待値」というものを考えてみると、前者は0.8×4000＋0.2×0で3200円となる。前者の方がわずかに得なのである。

それなのになぜ「空くじなし」の方が良いと思うのだろうか？

これは、4000円の主観的価値は3000円の主観的価値の1.33倍ではないと考えると理解できる。4000円と3000円の違いはそれよりも小さいように見えるのである。

こういう判断の背景には線条体のドーパミン神経の活動がからんでいるらしい[32]。その神経活動は報酬の価値を値踏みしている。これが実際の報酬量に比例して活動するわけではなさそうなのである。

非合理でも

ものの見方が合理的か、そうでないかは相対的なものだとも言える。

たとえば、コインを投げて表が出るか裏が出るかを当てるゲームをやっていたとする。そのとき5回も続けて表が出た。そうすると次に裏が出る確率をどのくらいと思うだろうか？

「いくらなんでも今度は裏が出るだろう」と思いがちだが、これが「ギャンブラーの錯誤」と言われるもので、前の事象と次の事象との間には関係がないから、5回続けて表が出たとしても、次に裏が出る確率は2分の1なのである。

しかし、ギャンブラーの錯誤もあながち間違いとは言えない。というのも、コインにインチキがしてないかぎり、たくさんの回数、それこそ何百回か何千回か投げたら、表と裏の出る回数は半々になるからである。この原理を「たった5回」に持ってきたから「錯誤」と言われる。長い目で見たら錯誤も合理的な判断に基づいている。

合理的かそうでないかは、どの範囲に目をつけているかによって変わる。

たとえばの話、「健康に良いこと」をたくさんやったとする。その結果とても長生きができたとする。しかし、いまの世の中、長生きすることが幸福なのだろうか？ ある程度のところでサッと逝ってしまうのも良くはないだろうか？

医療現場の人はこんなことを言えないのはわかっている。わかってはいるが、本当のところどうだろう？ そうなると、「そんなことをすると短命になるよ」というようなことをやっている人が一概に「悪い」とも言えなくなるのではないだろうか。ただしそこから「命を意図的に縮めても良いのか？」という議論が始まる。これはこれで、哲学や倫理を含む大きな議論になるだろう。

私は、コンピュータのように合理的で正確な思考ができる人を「正しい人」と尊敬するつもりはない。人間はいろいろな間違いをし、ときには感情にとらわれ、論理も何もひっくり返した奇妙な結論を出してしまう。そこに人間らしさがある。人間の魅力もまたそういう「間違い」や「不合理」にあるのではないだろうか。

引用文献

1) アラン・バッドリー（川幡政道・訳）：カラー図説 記憶力．誠信書房，1988，p.59.
2) 八木冕：心理学 I．培風館，1967，p283.
3) Loftus EF, Garry M, Feldman J：Forgetting sexual trauma：what does it mean when 38% forget?. J Consult Clin Psychol 62：1177-1181, 1994.
4) Yan Y, Rasch MJ, Chen M, Xiang X, Huang M, Wu S, Li W：Perceptual training continuously refines neuronal population codes in primary visual cortex. Nat Neurosci 17：1380-1387, 2014.
5) Sperling G：The information available in brief visual presentations. Psychologocal Monographs: General and Applied 74：1-29, 1960.
6) Miller GA：The magical number seven plus or minus two: some limits on our capacity for processing information. Psychol Rev 63：81-97, 1956.
7) Scoville WB, Milner B：Loss of recent memory after bilateral hipocampal lesions. J

Neurol. Neurosurg Psychiat 20:11-21, 1957.
8) Goldman-Rakic PS：Regional and cellular fractionation of working memory Proc Natl Acad Sci USA 93:13473-13480, 1996.
9) Hironaka N, Tanaka K, Izaki Y, Hori K, Nomura M：Memory-related acetylcholine efflux from rat prefrontal cortex and hippocampus: a microdialysis study. Brain Res 901:143-150, 2001.
10) Bliss TVP, Lømo T：Long-lasting potentiation of synaptic transmission in the dentate area of the anaesthetized rabbit following stimulation of the perforant path. J Physiol 232:331-356, 1973.
11) Squire LR：Memory and Brain, Oxford University Press(1987), p170.
12) Silva AJ, Stevens CF, Tonegawa S, Wang Y：Deficient hippocampal long-term potentiation in alpha-calcium-calmodulin kinase II mutant mice. Science 257:201-206, 1992.
13) Silva AJ, Paylor R, Wehner JM, Tonegawa S：Impaired spatial learning in alpha-calcium-calmodulin kinase II mutant mice. Science 257:206-211, 1992.
14) Inoue A, Okabe S：The dynamic organization of postsynaptic proteins: translocating molecules regulate synaptic function. Curr Opin Neurobiol 13:332-340, 2003.
15) Okada D, Ozawa F, Inokuchi K：Input-specific spine entry of soma-derived Vesl-1S protein conforms to synaptic tagging. Science 324:904-909, 2009.
16) Takano Y, Tanaka T, Takano H, Hironaka N：Hippocampal theta rhythm and drug-related reward-seeking behavior: an analysis of cocaine-induced conditioned place preference in rats. Brain Res 1342:94-103, 2010.
17) 科学技術振興機構のプレスリリース(2012年1月20日) (http://www.jst.go.jp/pr/announce/20120120/)
18) Takahashi N, Kitamura K, Matsuo N, Mayford M, Kano M, Matsuki N, Ikegaya Y：Locally synchronized synaptic inputs. Science 335:353-356, 2012.
19) 荒木紀幸・秋田清：意図学習と偶発学習における相対的孤立効果．心理学研究39：126-132, 1968-1969.
20) Premack AJ, Premack D：Teaching language to an ape. Scientific American 227:92-99, 1972.
21) ジャック・ヴォークレール(鈴木光太郎・小林哲生・訳)：動物の心を探る―かれらはどのように「考える」か．新曜社，1999, pp166-167.
22) 岡ノ谷一夫：ジュウシマツの歌文法―その脳内表現と進化．音声言語医学40：364-370, 1999.
23) ジャック・ヴォークレール(鈴木光太郎・小林哲生・訳)：動物の心を探る―かれらはどのように「考える」か．新曜社，1999, p149.
24) 森敏昭・井上毅・松井孝雄：グラフィック認知心理学．サイエンス社，1995, p83.
25) 坂元昂・編：現代基礎心理学7 思考・知能・言語．東京大学出版会，1983, p90.
26) Rudrauf, Mehta S,Bruss J, Tranel D, Damasio H, Grabowski TJ：Thresholding lesion

overlap difference maps: application to category-related naming and recognition deficits. Neuroimage 41:970-984, 2008.
27) Hashimoto R, Sakai KL：Specialization in the left prefrontal cortex for sentence comprehension. Neuron 35:589-597, 2002.
28) Kinno R, Ohta S, Muragaki Y, Maruyama T, Sakai KL：Differential reorganization of three syntax-related networks induced by a left frontal glioma. Brain 137:1193-212, 2014.
29) 小川一美：二者間発話量の均衡が観察者が抱く会話者と会話に対する印象に及ぼす効果．実験社会心理学研究 43:63-74, 2003.
30) Tsujii T, Watanabe S：Neural correlates of dual-task effect on belief-bias syllogistic reasoning: a near-infrared spectroscopy study. Brain Res 1287:118-125, 2009.
31) Yamada M, Pita MC, Iijima T, Tsutsui K：Rule-dependent anticipatory activity in prefrontal neurons. Neurosci Res 67:162-171, 2010.
32) Takahashi H, Matsui H, Camerer C, Takano H, Kodaka F, Ideno T, Okubo S, Takemura K, Arakawa R, Eguchi Y, Murai T, Okubo Y, Kato M, Ito H, Suhara T：Dopamine D_1 receptors and nonlinear probability weighting in risky choice. J Neurosci 30:16567-16572, 2010.

参考文献

・バッドリー A（川幡政道・訳）：記憶力．そのしくみとはたらき，誠信書房，1988.
・Squire LR, Memory and Brain, Oxford University Press, 1987.
・池谷裕二：記憶力を強くする—最新脳科学が語る記憶のしくみと鍛え方．講談社ブルーバックス，2001.
・森敏昭・井上毅・松井孝雄：グラフィック認知心理学．サイエンス社，1995.
・市川伸一：考えることの科学—推論の認知心理学への招待．中公新書，1997.
・友野典男：行動経済学：経済は「感情」で動いている．光文社新書，2006.
・小川隆・監修，杉本助男，佐藤方哉，河嶋孝（共編）：行動心理ハンドブック．培風館，1989.
・ヴォークレール J（鈴木光太郎，小林哲生・訳）：動物のこころを探る：かれらはどのように考えるか．新曜社，1999.
・酒井邦嘉：言語の脳科学—脳はどのようにことばを生みだすか．中公新書，2002.

第7章

泣き笑いする心
——感情

第1節 はじめに

　「ロボットに心はあるか？」というとき、その「心」とは記憶や論理的な思考のことを指して言っているのではない。
　喜怒哀楽、明るい笑顔や悲しい涙、感情のことを言うのである。
　感情こそ人間の心であると思っている人は多い。
　「人間の心のことは科学ではわからないだろう」というとき、その「心」もまた感情のことである。
　感情は重要な精神機能だと思われている。
　しかし、感情の科学的な研究は、他の精神機能の研究に比べると遅れた。
　喜びや悲しみをどうやって研究するのか？
　どういうときに人は「喜んでいる」と言え、また、「悲しんでいる」と言えるのか？
　それを調べるための「これは」と言えるような指標（マーカー）がなかったからである。
　また、記憶、言語、思考といった「高次の知的活動」に比べると、感情の地位はいささか低いようであった。
　人は感情にとらわれると理性を失う。それは人としてあるべき姿ではないと思われてきたのである。私たちは、相手がブチ切れたときに、「そんなに感情的にならないでください」と言う。「感情的」というのは、その感情の中身にかかわらず、良くない意味である。

ところが、感情がなければ私たちは生きていくことができない。

「喜び」とは、たとえば栄養になる食物を見つけたときや、恋愛の相手になる対象を見つけたときにわきあがる感情である。

「怖れ」は、危険な目に遭ったとき、ここまま進んでは生存が脅かされる、というときに起こってくる感情である。

もしも喜びがなかったら、私たちは生存や種族維持に必要な対象を目の当たりにしても素通りしてしまうだろうし、怖れがなかったら平気で危険なところへ近づき、命を落としてしまうだろう。

そう考えると、感情こそ生存に不可欠な精神機能、動物を進化させてきた原動力そのものだと言える。その研究もだいぶ進んできた。たとえばラットの超音波の鳴き声が感情をあらわしているという。ラットは不安なときや怖れているときにはだいたい22kHzの超音波を出して鳴く。だが、よく調べてみると、それよりも高い50kHzぐらいの鳴き声がある。この高い鳴き声は「快感」や「喜び」に関係しているらしいのである[1]。

本論に入る前に言葉を少し整理しておきたい。

感情にはいくつかの類義語がある。情動、気分などである。

心理学では「感情」を最も基本的な言葉と考える。「情動」は強い感情で、始まりと終わりがはっきりしていて、始まるきっかけになる出来事が特定でき、身体的な反応を伴うものを言う。

「気分」とは感情のうねりの根底を流れている時間的なスパンの長い「心のあり方」である。

動物の行動を主体に考えるときには、「情動」の方が適切である。だが、この章では人間の話題を主に扱い、「情動」の定義に当てはまらないものも対象にするので、「感情」を使うことにする。

第2節　感情の構造

基本感情

私たちにはいったい何種類の感情があるのだろうか？

これは難しい問題で、正解はないと言ってもよい。

「どうやって調べたら良いのか？」というところではやばやとつまずく。感情を表す言葉を調べたら良いのだろうか？　しかしそれは文化や時代の影響を

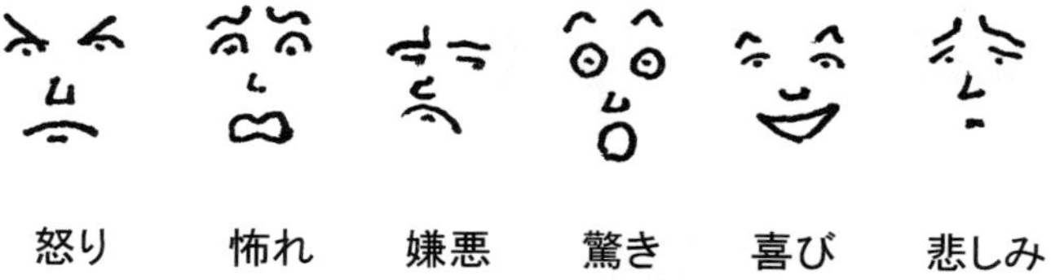

第7章 泣き笑いする心 —— 感情

怒り　　怖れ　　嫌悪　　驚き　　喜び　　悲しみ

図7.1 エクマンによる6種類の基本感情（文献2を参考に描く）

受けて変わるだろう。脳の活動を調べたら良いのだろうか？　しかし実験室で感情を起こす刺激を作るときには、感情の種類についての私たちの仮定が含まれてしまうだろう。

これまで比較的順調に進んだと思われるのは、人間の表情の研究である。この分野ではポール・エクマンという研究者が有名で、いろいろな表情の写真を見せて、人間には6種類の基本感情があると言った。それは図7.1に示すように、喜び、驚き、怒り、怖れ、嫌悪、悲しみの6種類である[2]。エクマンはこの6種類は社会や文化の違いを越えて共通のもの、生物学的な基礎を持つものだと主張した。

その証拠として、エクマンの初期の研究では、西洋社会の影響をあまり受けていないニューギニアに出かけて行って感情が現れている物語を聞かせ、その物語にふさわしい表情を選んでもらった[3]。ニューギニアでもその6種類が確認されたから、これは社会・文化の影響を越えて人類共通だというのである。

ただし、このときエクマンは最初から基本的な感情が6種類であることを仮定していた。その後の調査や他の研究者の研究では、この6種類の表情を識別する力にはやはり民族差がある。エクマンはその後も基本的な感情とはどのような性質を備えているかを考え、この中で「驚き」だけはひょっとしたら違うものかも知れないと言っている[4]。この6種類で必要十分なのかどうかはわからない。

だが、基本6感情には無理がないという賛成意見もある。そのひとつが、表情を数学的に合成する研究である。この6種類を表すパラメーターを決めておいて、人工的に表情を作ると、それに基づいて任意の「印象語」を表す表情を作ることができるという（図7.2）[5]。

表情についてはそれで良いかも知れない。しかし人間の感情が現れるのは表情だけだろうか？　動作や姿勢、声の調子にも感情は現れる。しかも表情、動作、姿勢、声調などが進化的な起源を持っていると考えると、私には研究の土台としては6種類でも多すぎるように思われる。

現在のところ、動物の世界まで話を広げて、基本的な感情だと思われるもの

幸福	6.619091
驚き	0.0
怖れ	5.924456
怒り	6.048181
嫌悪	6.020626
悲しみ	0.0

幸福	12.23818
驚き	0.0
怖れ	10.84891
怒り	11.09636
嫌悪	11.04125
悲しみ	0.0

幸福	15.04773
驚き	0.0
怖れ	13.31114
怒り	13.62045
嫌悪	13.55156
悲しみ	0.0

図7.2　表情の合成（文献5を参考に描く）

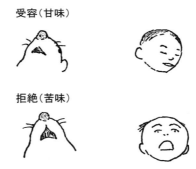

図7.3　受容と拒絶の表情（文献6を参考に描く）

のひとつは「受容」、もうひとつは「拒絶」、この2種類である。

　この考えはミシガン大学（心理学）のケント・ベリッジの研究に基づいている。

　ベリッジは甘い味のする液体（ショ糖）と苦い味のする液体（キニーネ）を口の中に垂らし、そのときの反応を観察した。これをラット、オランウータン、ヒトの新生児について試し、その反応には種を越えて共通する性質があると主張した[6]。

　甘い味が口の中に入ったときには、舌が引っ込み、口腔は横に開く。ラットでは明瞭には見えないが、頬の筋肉が収縮する。そうすると人間ではどういう顔になるかというと、目が細くなり、目じりが垂れ下がり、はやい話が笑顔になるのである（図7.3上）。人間の笑顔は周囲を幸福にし、自分もまた楽しい気分になる顔だが、もともとは「口の中にものを受け入れる」顔なのであったと

思うと何か楽しい。これが「受容」である。
　一方、苦い味が口の中に入ったときには、舌を突き出し、口腔をすぼめ、ラットは手で口のまわりをひっかくような行動をする。霊長類の表情筋は口の中に入ったものを吐き出すように、一点に集中して収縮する。つまりは「しかめっ面」ということである（図7.3下）。その顔は自分の中に入ろうとするものを外に吐き出す顔、つまり「拒絶」である。
　おそらくこの2つは、齧歯類から人間まで共通する表情および動作だと考えて良いだろう。ただひとつの問題は、ベリッジが論文に使っている写真が不鮮明なことだ。ラットやオランウータンの顔ははっきり見えない。私が描いた図はかなり恣意的にトレースしたもので、ベリッジの論文を何度読んでも受容も拒絶も同じように見える。困ったことだが、この研究は後から追試した人も多いので、ここでは「受容」と「拒絶」を二大次元だと考えておこう。
　ベリッジは「受容」を「快」、「拒絶」を「不快」と考えているが、快－不快は主観的な印象なので、そこは動物の研究ではわからないというのが正直なところだ。

基本感情から派生する感情

　ロバート・プルチックという心理学者は、受容と拒絶はもっと下等な動物、たとえばミミズやゴカイのようなものにも認められると考え、そこから人間の複雑な感情が出てくるまでの過程を壮大なモデルに仕立てた[7]。
　たしかに、受容を「接近」、拒絶を「回避」と考えると、単純な動物にもそれは認められる。だが脳の中で入力（刺激）と出力（反応）をつなぐ構造が出現したとき、つまり爬虫類あたりに感情の起源を求めるべきで、それより下等なレベルでは、「状況に応じた反応」ということはあっても、感情の介在を認めることはできないと私は思う。
　感情が介在すると、似たような状況に再び遭遇したときに、以前の経験に基づいて行動を調節しやすくなる。つまり、受容すべきものには積極的に接近し、拒絶すべきものはうまく回避する。これは別の見方をすれば「記憶」ということである。私は感情と記憶は似たもの、もっと強く言うと、もともとは同じ機能を持ったものだと考えている。感情が記憶を作り、記憶が感情を呼び起こす。それで動物は食物に接近し、危険を避ける。そのための脳の構造がはっきりと生まれてきたのがだいたい爬虫類時代なのである（図7.4）[8]。
　ところで、プルチックは受容と拒絶からどうしてこれほどさまざまな感情が

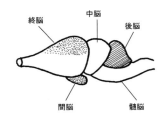

図7.4　爬虫類の脳（文献8を参考に描く）

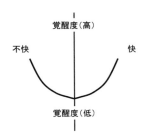

図7.5　感情の2つの次元

分かれてきたのかを十分には説明していない。

　最も単純なのは、受容と拒絶と言ってもその強さがさまざまで、その中間を私たちはいろいろに表現するという考え方である。実際、感情には価値判断（valence）と覚醒度（arousal）という2つの次元があるとされ（図7.5）、この考えはかなり広く受け入れられている。笑顔にも爆笑から微笑までさまざまなものがある。しかめっ面にも軽いものから極端なものまでいろいろあるから、この考えは理解できる。

　しかし、この考えだけでは不十分だ。弱い受容や強い受容があることは納得できても、一体その弱いと強いの間に何段階の区別があるのか、そしてそれらにそれぞれどういう名前がついているのか、あまりにもいろいろな考えがあって整理しにくい。

　もうひとつの考え方は、単純な感情が混合されて複雑な感情になるというものである。これもプルチックが述べた考え方で、たとえば図7.6のように、基本的な感情が混ぜられて複雑な感情が生まれると考える。この図は内側の方を抜粋して描いたもので、本当はもっと外側にもある。この図を眺めているとなかなか面白く、「たしかにそうだな」と思えるところもある[9]。しかしこれが正しいのかどうかを確かめる手段がない。真ん中が「葛藤」になっているが、感情の中心は葛藤なのかというと、議論のあるところだろう。

第7章 泣き笑いする心——感情

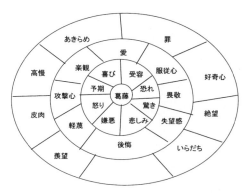

図7.6　基本感情と合成感情の円環（文献8を参考に描く）

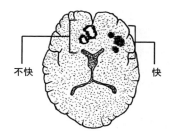

図7.7　快と不快に反応する部位（文献10に基づいて描く）

快と不快の二項対立を越えて

　ところで、図7.5には、快と不快がおわんのような形に描いてあるが、これは意図的にそうやったのである。ひとつには、覚醒度が低いと快やら不快やらわからない状態があり得るということを示すため。もうひとつは、快と不快は方向性の違う2種類の感情で、必ずしも「快の反対が不快」、「不快の反対が快」というふうに、片方が立てば片方が消えるものではないと考えられるからである。

　たとえば、快や不快を起こす単語を見せて脳の活動を調べた研究によると、「快」に対しては前頭眼窩皮質の右外側部や島皮質の前部といったところが反応した。これに対して「不快」のときには、前頭眼皮質の右後外側部と内側部、帯状皮質の内腹側部が反応した（図7.7）[10]。

　ここではその場所が何をやっているかよりも、反応する場所が違っていたと

いうことが大事である。つまり、快と不快は別の神経活動で、原理的には快を感じつつ不快を感じることもあり得る。

なおこの実験では「覚醒度」、つまり感情の強さの次元は扁桃体の活動に対応していた。すなわち、快であれ不快であれ、強い情感を喚起するものには扁桃体が強く反応する。

似たような話は、美術作品を見たときの脳の活動を調べた研究にもある[11]。

絵画を「美しい」と思うときと「醜い」と思うときとでは活動する脳の部位が違う。「美」には報酬系を中心とした部位が反応する。「醜い絵」には帯状皮質が反応する。「美しく、かつ、醜いもの」は、神経科学的には十分存在し得ることになる。

だから図7.5には「快」と「不快」が一次元の尺度の上で対極にはならないように描いたのである。

『天守物語』と言えば、泉鏡花の幻想文学の名作だ。姫路城天守の魔界で繰り広げられる美しくも妖しい物語。天守に住む富姫のところに、猪苗代の亀姫主従が遊びに来る（天を駆けて来るのである）。その手土産、というか進物はなんと、頓死した猪苗代亀ヶ城城主、武田衛門之介の生首なのである。

その生首から血が垂れたのを舌長姥という妖怪が舐める。

「汚穢《むさ》や、（ぺろぺろ）汚穢やの。（ぺろぺろ）汚穢やの、汚穢やの、ああ、甘味《うま》やの、汚穢やの、ああ、汚穢いぞの、やれ、甘味いぞのう」
（岩波文庫）

この見事というか、鬼気迫るというか、それでもどこか幽玄でユーモラスな鏡花の筆が描いている感情こそ、「快でもあり、不快でもある」ことの存在証明になっているではないか。

動物の脳は、生存を脅かすような危険に対して警告を発するシステムと、生存に有利な食物や繁殖の相手などに体を導くような報酬探索のシステムとを別個に進化させてきたのではないだろうか。

ヒガンバナの根は食用にもなるが毒でもある。自分の餌になるはずの小動物が鋭い歯や爪を持って反撃してくることもある。こういう例を考えると、報酬に反応する神経系が活性化されているときに、警告系の活動が低下するのは危険である。

快でもあり、なおかつ不快でもあるということは、日常生活を考えたら、それほど不思議ではないのではなかろうか。

社会・文化の影響による感情

　さて、私たちにはエクマンが考えたような基本的な感情以外にも、もっと複雑で微妙な感情がある。それは社会や文化の影響を受けて育つ。

　感情についての入門書を書いたディラン・エヴァンスは、そのような文化的な感情として「愛」、「罪」、「恥」、「当惑」、「プライド」、「羨み（envy）」、「妬み（jealousy）」があるという[2]。だが、この言葉の中にもう社会・文化の違いが見える。私たちにenvyとjealousyの違いがわかるだろうか？　どちらも「ねたみ」、「嫉妬」と言うのではないだろうか？

　私の英語の先生によると、envyは自分が持ってないものをうらやましいと思う気持ち、jealousyは自分が持っているものを奪われたときに感じる憎しみの気持ちだそうである。そう言われるとそうかと思い、わかったような気になるが、ていねいに説明されないとわからない。私たちは日常的に2種類の嫉妬を使い分けてはいないようだ。

　日本独自の感情として国際的に有名なのが「甘え」である。これは東大の精神科医だった土居健郎教授の『「甘え」の構造』という著書によって有名になった。もっともこの本には「甘え」が万能の概念であるように書いてあって、「甘え」とは何かははっきり書いてない。おそらくそれは、母子関係を原型とし、こちらが無力であることを相手に認めてもらったうえで、そのように扱ってくれることを期待している感情というふうに読める。

　たしかに、民族や文化、社会によって、微妙な感情は違う。しかしそれは、ていねいに説明すればわかるのである。韓国の人と日本の人の悲しみや怒りの表現はずいぶん違うように見えるが、私たちには本当にそれが「わからないのか？」と言われればそうではない。「ふつう私たちはこうしない」というだけのことである。すなわち、「わからない」とは、相手がその概念を持っていないこと、つまり、それに相当する言葉を持っていないことである。

　文化によって作られる微妙な感情は、言語共同体の中でオペラント条件づけで作られてきた。能面はわずかな印影でいろいろな感情を表現するが、わからない人にはわからない。それがわかる人は、これは憎しみであるとか、これは恥じらいであるとかいった解釈を他人から聞き、自分もそう思うように知覚学習をし、それがまた他者によって強化されてきたから「わかる」。

　私たちの社会にどんな感情があるかを考えると、ある社会がどんな行動を強化してきたかが考えられる。これは興味深い課題で、文化論・文明論にもつながるのだが、話が壮大なので後日の楽しみに取っておこう。

第3節　感情が生まれるとき

ボトムアップ

これからは感情が生まれる仕組みを考える。

それを考えるときには「感覚から感情へ」という経路と、「高次の中枢から感情へ」という2種類の経路を考えると良い。前者を「ボトムアップ」、後者を「トップダウン」と呼んでおこう。

第4章に述べたように、ある種の感覚は感情を生む。もちろんそれは感覚刺激が脳のどこかに届いて感情を生むわけなので、結局のところ脳が感情を生んでいるとは言えるのだが、感覚の刺激から感情の発生に直結するルートがあることになる。

これを直観的に述べたのが19世紀の心理学者、ウィリアム・ジェームズだった（図7.8）。ジェームズは骨格筋の動きが脳に伝えられて感情を生むと考えた。たとえば、力をこめて両手を握っていると、そのうちにむらむらと怒りに似た感情が起こってくるような具合である。ほぼ同じ頃、デンマークのカール・ランゲという

図7.8　ウィリアム・ジェームズ

生理学者は、いまで言えば自律神経系の反応、すなわち心臓や血管の状態が脳に伝えられて感情が生まれると考えた。それでこの二人の名前を合わせて、感情が末梢の刺激によって生じるという考えを「ジェームズ＝ランゲ説」と呼ぶ。

たとえば、あなたが突然ヘビを見たとする（図7.9）。そのときにはゾクッと鳥肌が立つような感じがする。それが脳に届いて、「ああ、おそろしい」という感情が生まれる。まず反応があって、次に感情が生まれる。まず最初に「わ、おそろしい」という感情が脳で生まれて、それが末梢に降りてきて鳥肌が立つわけではない。

ただ、この説はずいぶん批判された。20世紀に入ってから脳の時代が来ると、このように末梢の感覚が情動に直結するという考えは過去のものとして捨てられそうになったこともあった。ジェームズは、「私たちは悲しいから泣くのではない。泣くから悲しいのだ。怒るから殴るのではない。殴るから怒るのだ」と言ったが、これを私たちは極論として習ったものだ。

しかし、そろそろ21世紀が始まる頃、感情の末梢起源説は復活してきた。感

第7章 泣き笑いする心——感情

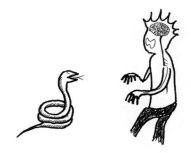

図7.9 ジェームズ・ランゲ説による感情の起源

覚刺激が感情を生むメカニズムがだんだんわかってきたからである。私たちの日常生活を考えても、激しい肉体労働をして体が熱くなっているときは、なんとなく怒りっぽくなるのではないだろうか。

感覚から感情が生まれるボトムアップの過程については「感覚」のところで説明したので繰り返さないが、この頃では多くの研究があって、ボトムアップの仕組みが現実に存在することを示している。

ボトムアップの謎

ところで、感覚と感情が直結するとき、感情が発生するために「これは何の匂いだ」とか「何の音だ」とかいう認知が必要なのだろうか？

つまり順番として、何の匂いだか認識できるから快になったり不快になったりするのか、それとも、快や不快の方が先にあって、認識は後から生じるのか？

ウィリアム・ジェームズの説は、認識は必要ないと言っているように見える。

実際、そうだと考えられる例がある。

扁桃体に損傷がある人は、エクマンの言う「恐怖」の表情がわからない[12]。ところが、それが誰の顔かはわかる。つまり、感情を処理する神経回路と、認知を処理する神経回路は別なのである。

そうすると私たちには、意識していなくても感情が喚起されることがあるのだろうか？

その可能性はある。それを示すのがいわゆる「閾値下のプライミング」という現象である。ひとつ実験例を示すと、図7.10のように驚いた顔を見せる直前にほんのわずかな時間、楽しい顔と悲しい顔を見せる。それは30ミリ秒という

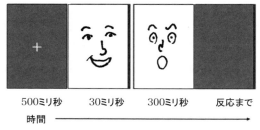

図7.10　表情の閾値下プライミング（文献12を参考に描く）

短い時間なので、自覚されることはない。被験者はただ、人が驚いた顔を見たと思うだけである。ところがその24時間後に「あなたの見た顔はどんな顔でしたか？」と聞いてみる。そうすると閾値下で楽しい顔を見た人は、「楽しげな顔であった」と答えたのである[13]。ただし、悲しい顔にはそういう効果はなかった。

　見えていないはずの楽しい顔が記憶に影響を与えた。それなら悲しげな顔はどうしてそういう影響を与えなかったのだろうか？　その理由をこの論文の著者たちはあまり深く考えていない。私が思うに、著者たちは驚きの顔を感情的に中性と考えているようだが、これに無理があるのではないだろうか。驚きの顔は不快側に偏っているから悲しい顔の効果が消えたのかも知れない。

　それはともかく、こういう実験によって、私たちには自覚がなくても何かの感情が呼び起こされる可能性があることが示されたわけである。

トップダウンで生まれる

　今度はその逆を考えてみる。
　「心頭滅却すれば火もまた涼し」という言葉がある。本当は「火、おのずから涼し」というらしい。戦国時代、甲斐の武田家が織田家に滅ぼされたとき、寺院の焼き討ちにあって焼死した快川（かいせん）という和尚が残した辞世の句だと言われる。いまでもときどき焼けた石の上を裸足で歩く修行のようなものを見る。
　「心」の持ち方ひとつで感情は変わるのだろうか？
　答えは「イエス」である。
　「瞑想しているときには痛みを感じない」というヨガの達人に協力してもらって、瞑想状態のときとそうでないときとで脳の活動を比較し、レーザー光

線で「痛み」を与えてみた実験がある[14]。そうすると、瞑想中には深くリラックスした状態になり、痛みに反応するはずの視床、島皮質、帯状皮質などの活動がほとんど見られなかった。意思の力なのかそうでないのかはわからないが、瞑想状態が感覚に影響を与えている。面白いことに、この人は普段の生活でも痛みを感じにくいのかというと、そうではない。この論文の著者である生理学研究所の柿木隆介博士の話によると、それどころか、準備してないときに突然痛みを与えると、むしろ「痛がり」だったという。

私たちにはその「心の持ちよう」がどこから生じるのかはわからない。おそらく大脳皮質のどこかで生まれるのだろう。だが、それがトップダウン的に感覚や感情をコントロールする。

認知的ラベル貼り

それでは、ボトムアップのシステムとトップダウンのシステムはどのように折りあいをつけているのだろうか？

それを示唆したのが、古い実験になるが、1960年代に発表されたシャクターとシンガーという心理学者の仕事だった。

彼らの実験はこういうものであった。いまなら倫理的な問題で実施は難しいが、被験者に「ビタミン剤です」と偽ってアドレナリンを注射する。そうすると心拍数が増加し、血圧が上がり、何となく興奮したような状態になる。ここで被験者を2つのグループに分け、「これから性格検査をします」と言って別々の待合室に連れていく。ひとつの待合室では待っている人々が楽しそうに紙飛行機を飛ばし、笑って遊んでいる。もうひとつの待合室では人々は「対応が遅い」とか何とかプンプン怒っている。実はこの待合室にいる人たちは「サクラ」で、演技をしているのである。だが被験者はそのことを知らない。その後でダミーの性格検査をし、ついでに被験者の気分を聞いてみる（こちらが本当の目的）。そうすると、「楽しい」待合室に入った人は楽しくなっており、自分たちが興奮しているのは楽しいからだと思っていた。一方、「怒りの」待合室に入った人たちは怒っており、自分たちが興奮しているのは怒りのせいだと思っていた（図7.11）。

この実験からシャクターとシンガーが考えたことはこうである。感情の発生は身体的な喚起と認知的な評価の2段階から成り、人は身体反応の起源がわからないときには、周囲の状況を見て自分の身体反応に適当な「ラベルを貼る」[15]。これが「感情の二要因説」などと呼ばれる理論であった。

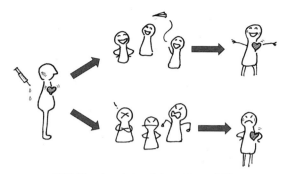

図7.11　シャクターとシンガーの実験

　実はこの実験の追試には多くの人が成功していない。それなのにこの考えはしぶとく生き残り、支持されている。それは私たちの日常経験と合うからである。たとえば、お酒を飲むと頬がほてって頭がぼうっとしてくる。それはアルコールのせいなのだが、ある人はやたらと陽気になり、別の人は怒り始める。陽気になった人は楽しいと思うだろうし、怒っている人は何か腹の立つことがあったと思うだろう。だが、本当の原因はアルコールの薬理作用である。薬理作用で身体機能が変容したところに、ちょっとしたきっかけが「ラベル貼り」のチャンスを与えている。

　数少ない追試のひとつがダットンとアロンの「吊り橋の実験」というものである。高くて恐ろしい吊り橋を渡ってきたところに若い心理学者が立っている（これが美人の女性だというのが、今日の目でみたらちょっと差別的なところだ）。そこでアンケート用紙を渡され、「興味があったらこちらに連絡してください」と連絡先を書いた紙を渡される。その比較対照としては普通の「固い」橋を渡ってきたところで同じようなことをする。そうすると吊り橋を渡ってきた人の方が反応率が良かったという[16]。この結果の解釈がなかなか面白い。

　吊り橋を渡ってくると不安でどきどきし、興奮した状態になる。ちょうどシャクターたちがアドレナリンの注射でやったようなことが起こっているわけである。ところが、そこでたとえば男性被験者が若くて美しい女性心理学者にアンケート用紙を渡されると、自分が興奮しているのはその人に好意を持ったからではないかと「誤認知」をする。そのためにアンケートの反応率が良かったのではないかというのである。

　ご都合主義の解釈のようにも思えるが、ちょっと考えてみると、デートスポットと言われるテーマパークには不思議と「絶叫マシン」が多い。あれはなぜだろうか？　ひょっとしたら絶叫マシンに乗ったときのドキドキ感を利用し

第7章　泣き笑いする心——感情

て、「私はあの人が好きだからドキドキした」と思う「誤認知」を引きだそうとしているのかも知れない。

ムード誘導

　トップダウンで感情を誘発することは、感情研究にも利用されている。
　この頃では倫理的に慎重な配慮が必要なので、実験的な感情の研究は難しくなった。私たちは実験室で被験者を本気で怒らせることはできないし、怖がらせることもできない。悲しませることもできないのはもちろんである。
　そこでどうするかというと「回想法」という手段を使うのである。
　たとえば、「これまでのあなたの人生の中で一番悲しかったことを思い出してください」というようなことを言う。そうやってしばらく回想してもらっていると、やがて本当に悲しくなってくる。俳優がこういう方法で涙を流す（流せる）ことはよく知られている。
　個人個人にこういうことができるだけでなく、「一番楽しかったこと」や「一番悲しかったこと」を書いてもらうと、集団でも感情が誘発できる[17]。
　回想とは記憶を呼び起こすことである。
　記憶の研究では古くから「ムード一致効果」という現象が知られてきた。
　悲しい気分のときには悲しいことを思い出しやすく、楽しい気分のときには楽しいことを思い出しやすい。それが「ムード一致効果」である。
　日常生活にはよくあることだ。そして臨床的な意味も持つ。うつ状態で沈んだ気分にあるときは、次々と辛いことや悲しいこと、気分が滅入るようなことを思い出す。その記憶の連鎖から患者を救いだすのはとても大事なことである。
　だが、記憶で私たちの感情が左右されるとなると、私たちの喜怒哀楽はかなり恣意的にコントロールできるという話になる。
　回想や文章といったまどろっこしい方法を使わなくても、脳を操作すれば感情がコントロールできるのではないだろうか？
　その答えはどうやらイエスである。
　たとえば、視床や淡蒼球の一部を刺激すると怒りの感情が生じる[18]。ただしこれは電気の刺激のためではなく、電極を通すときにこういう部位にできた傷のせいだと考えられている。また、側坐核を刺激すると微笑や笑いが生じ、楽しい気分になる[19]。
　ただし、こういう研究には、それは「本物の感情ではない」という批判がある。これはなかなか難しい問題で、何が本物なのか、そうでないのかをどう

やって見きわめたら良いのかを言うのはむずかしい。

ここでまた顔を出すのが、シャクターの二要因説である。

脳の刺激の仕方によっては、感情そのものは起こらないが、感情の「ラベルづけ」が促進されることがある[20]。この実験では図7.12のようなパッド状の電極を前額部に貼りつけ、前頭葉の背外側部に弱い直流電流を流す。これだけでは感情は生じない。しかし、この状態で図7.13のような課題をやってもらい、ハッピーな顔か悲しい顔かを判断してもらう。2つボタンがあって、どちらかを押すのだが、「実際」と「反対」の2つの条件があって、「反対」のときには、楽しい顔を見たら「悲しい」のボタンを押さなければならない。なかなか手の込んだ実験である。

この実験では左側の前頭葉背外側部を刺激したときに「ハッピー」な顔に対する反応が速くなった。つまり左前頭葉背外側部は感情そのものは起こさないが、感情の認知、言葉を換えれば「楽しいというラベル貼り」に関係しているらしい。

脳の刺激で怒りや笑いといった実際の行動が起こるのは、脳のかなり深い部位、大脳辺縁系や大脳基底核と呼ばれるところであろう。そこにあるのはエン

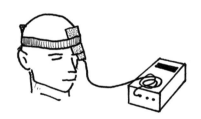

図7.12　tDCSの電極

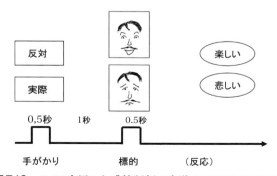

図7.13　tDCSを用いた感情評価の実験（文献20を参考に描く）

ジンで、ともかく行動の出力を起こす。しかし、それが何に対する怒りや喜びなのかという方向は定まってない。つまりエンジンだけでハンドルがついてない。そのハンドルは前頭葉の一部にある。エンジンによる駆動に状況の認知が加わって「本物」の感情が生じる。

　これまでの話をまとめると、生きるか死ぬかに直結するような刺激は、ボトムアップで感情を起こす。一方、認知的な「構え」でトップダウンに感情をコントロールすることは、ある程度はできる。感情が起きるためには体の反応が必要である。それが何に対する反応か自覚できないときには、周囲の状況をみて適当に「ラベル」を貼っている。

　だいたいこんなところになるだろう。

　あなたが患者を親身になって見守り、言葉をかけ、いたわり、安心させてあげるような態度をとれば、患者はトップダウンでポジティブな感情を持つだろう。しかしそれも、苦痛が非常に激しいとか、突然驚いたとかいうようなことがあると崩れる。患者は激情にとらわれるだろう。ただし、こうなった場合でも根気よく働きかけを続け、私の方には反感や敵意がないことをていねいに知らせていけば、やがて患者はより良い「認知的な構え」を作ってくれるはずである。

 第4節　欲求

欲求の構造

　最初に「接近」と「回避」から感情について考えてきたので、ここではその「接近」と「回避」そのもののメカニズムについて考えよう。

　ここではそれを「欲求」と呼んでおく。心理学では「動機」（モチベーション）という言い方の方が有名かも知れない。ただ、ここでそれを使わない理由は、モチベーションというと日常的には「やる気」の意味であることが多く、ビジネス心理学のような感じになるからである。

　まず、私たちには生物として「接近」と「回避」のメカニズムが備わっている。その上に経験によって作られた欲求が重なる。

　ここで言う経験とは、第2章で説明したパブロフ型の条件づけである。食物の匂いや色や形は条件刺激となって食欲を起こし、動物が発する威嚇のポーズやうなり声は条件刺激となって回避行動を促す。

そうした条件反応の上に社会・文化的な要因が加わる。たとえば私たちはカネもうけの欲求、すなわち貨幣を貯める欲求を持っているが、それをがつがつと求めることを「良い」とする文化や社会もあるだろうし、「はしたない」と思う文化もあるだろう。それは共同体によるオペラント条件づけによって形成されたものである。この条件づけは時代の影響を受けて変わる。たとえば同性に対する性的な欲求は、かつてとくに西洋圏やイスラム圏では厳しく罰せられていた。その状況はいまでは変わり、徐々に「あたりまえ」の行動として強化されるようになっている。

欲求と恒常性

欲求はどうして生まれるのだろうか？

欲求による行動を起こさせるためには、その前段に何らかの操作が必要である。「空腹は最良の調味料」という言葉があるように、食欲に関連した行動、つまり摂食行動を起こすためには、空腹感が欠かせない。そうでないときにものを食べると肥満につながる。水が欲しくなるのは喉が渇いているからである。眠りが足りないと眠くなる。

つまり、生体のバランスが崩れたときに欲求が発生するのである。この生体のバランスが恒常性である。私たちは体内環境をできるだけ一定に保とうとする。これがご存知の恒常性維持（ホメオスタシス）機構で、そのバランスが崩れたとき、元に戻そうとする力が働く。これが欲求となり、行動を起こさせる。

そのために最も重要な働きをしている場所をどこか1箇所言えと言われたら、それは間脳の視床下部という小さな構造体であると答えよう。ヒトの脳では視床下部は図7.14のような位置にあり、キャラメルほどの大きさしかない。視床下部は間脳の一部で、間脳は生体の内部環境をモニターしている。

視床下部には摂食行動を調節する中枢がある。すなわち、この部位には血糖値のセンサーとなるニューロンが2種類あり、一方は血中のグルコース濃度が上昇してインシュリン濃度が下がったときに活動する。他方はその逆で、グルコース濃度が低下してインシュリン濃度が上昇したときに活動する[21]。前者は摂食の停止、後者は開始に関与している。摂食の停止に関与するのは視床下部の腹内側核で、ここを破壊された動物はいつまでたっても食べる行動をやめない。逆に、摂食の開始にかかわるのは外側視床下部で、ここを破壊された動物は何も食べず、やせ細ってしまう。

視床下部はまた自律神経系、とくに交感神経系の活動を司る場所でもある。

第7章　泣き笑いする心——感情

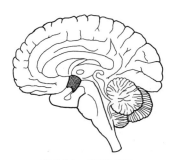

図7.14　視床下部

　私たちが脅威を感じたときには血圧を上げ、アドレナリンの分泌を促し、緊急事態に備える準備をする。これもまた交感神経系と副交感神経系の恒常性維持が崩れたときの反応である。視床下部はまた体温調節の中枢でもあり、サイトカインの受容体があって、身体のどこかに炎症があると体温を上げる。
　このように恒常性維持にかかわる重大な役割を担っているので、視床下部は「生存脳」などと呼ばれる。

接近欲求：報酬系

　食欲、性欲、睡眠の欲求など、私たちにはいろいろな欲求があり、それぞれに特化した神経回路を持っている。だが、それらとお互いに関係を取りつつ、とにかく「接近する」ことを司る神経がある。それが脳内の報酬系（第4章）である。報酬系は脳内の腹側被蓋野から側坐核に向かって投射し、側坐核からドーパミンを放出する。
　この神経系が発見されたいきさつは、偶然の事故のようなことであった。
　1950年代の初頭、ハーバード大学で心理学を学び、社会役割理論で知られるタルコット・パーソンズのもとで社会心理学の学位を取ったジェームズ・オールズという大学院生がいた。オールズは、おそらくは社会心理学の研究から動機づけに興味を持ち、生理学に転身しようとした。そこで、ドナルド・ヘッブという高名な生理心理学者のいるカナダのマッギル大学に留学した。
　その当時、脳幹にあって脳全体を目覚めさせる神経系の話題が盛り上がっていた。オールズは、そこを電気で刺激してやると学習の効率が上がるのではないかと考え、共同研究者のピーター・ミルナーと共にラットを使った実験を始めた。

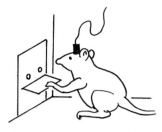

図7.15　脳内自己刺激行動

　ところが、彼らが見つけた現象は奇妙なものだった。オープンフィールドという広場の中で刺激を受けたラットは、刺激を受けた場所に行き、そこにとどまろうとしたのである。これをどう考えたら良いのか？　彼らにはどうもラットが脳の電気刺激を「好き」になったように見えた。

　しかし、当時の心理学では、このような主観的な言葉で動物の行動を説明することは認められなかった。そこで二人はオペラント条件づけを使って確認実験をすることにした。図7.15のように手製の木箱にレバーのスイッチをつけ、レバーを押すと脳が微弱な電流で刺激されるようにしたのである。そうすると、電極の位置によっては活発なレバー押しが見られる場所があった。電気の刺激があたかも餌や水のように、レバー押しに対する「報酬」になっているように見えたから「報酬系」と言う。解剖学的には「中脳‐辺縁系ドーパミンシステム」である。これを「事故」と呼んだ理由は、彼らがねらったのとは電極の位置がずいぶんずれていたからである。この「ずれ」がなかったら、報酬系は発見されなかったろう。

　いまでは脳内のドーパミンの話はずいぶん有名になり、やる気を起こすとか快感を起こすとか、いろいろなことが言われている。それらが間違いというわけではないが、報酬系の本当の役割は「体を動かして接近する」ことにある。側坐核からどこに神経が投射されているかを調べると、報酬系はその名前からイメージされる以上に「体を動かす」機能との関係が深いことがわかる。

　オールズはその後、学習に伴って脳内の神経回路がどのように変化していくかに研究の軸足を移した。しかしその試みが完成することはなかった。彼は1976年、テルアビブの海岸で遊泳中に波にさらわれて他界したからである。54歳だった。社会心理学から神経科学に進んだオールズの生涯は人間の教養が狭い専門の枠にとらわれていてはダメだということを示している。

第7章　泣き笑いする心——感情

ドーパミン神経系の機能：予告

　これからの話では「どんなときに報酬系が活動するか？」と、「報酬系が活動したらどうなるのか？」を考えよう。
　まず、「どんなときに報酬系が活動するか？」については、報酬系が接近のための基幹神経系であると述べたように、基本的には「接近すべき対象」に対して活動すると考えたら良い。食物[22]、水、繁殖相手の匂い、好きな顔（正確に言うと、これから好きになる顔）、予想を超える金銭など、その対象は実に多彩である。
　ここで「接近すべき対象」とは「快感を起こす対象」なのだと考えると、報酬系の正体を見誤る。報酬系は光や音のような単純な感覚刺激にも反応する[23]。それどころか、しっぽをつまむような「痛い」刺激にも反応するのである[24]。ラットがケンカに負けたときにも反応するから、もはや「快感」とは何の関係もない[25]。あえて共通項を探すと、それらは「これは何だ？」と正体を見極めるために注目すべき対象や出来事であり、その後の行動を変える必要のある出来事だということになるだろう。
　報酬系が反応するのが「注目すべき対象だ」ということは、ウォルフラム・シュルツらの精力的な研究によってだいぶ詳しくわかってきた。
　彼らはまずサルの口の中にアップルジュースを垂らした。そうすると腹側被蓋野のニューロンが活動した。ここでジュースを与える前に予告の信号を出していると、このニューロンは報酬そのものではなく予告信号に反応するようになった。さらに、予告を出しておいて突然ジュースの提示をやめると、そのときにはまるで驚いたかのように神経活動は止まった（図7.16)[26]。
　ここで言う「予告信号」とはパブロフ型条件づけの条件刺激のことである。
　パブロフ型の条件づけには「驚きのないところに学習は起こらない」という理論がある。
　たとえば、イヌにメトロノームの音を聞かせて餌を与える実験を考えよう。ここでメトロノームの音に対する反応が十分立ち上がってきたときに、メトロノームの音に加えて鈴を振って鳴らしたとする。こういう経験をさせて、今度は鈴だけを振って反応を調べても、このときにはほとんど反応は起こらない。なぜなら、図7.17に示すように、条件づけには「ここまでで限界」という天井のようなものがあるからだ。すでにメトロノームで十分立ち上がった反応に対していまさら鈴を振っても、鈴の音には情報としての価値がない。この図は「あと出し」はダメということを示している。新しい行動は何かの「驚き」を

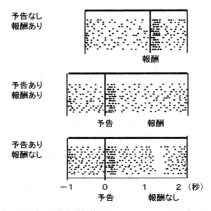

図7.16 報酬予告に対する腹側被蓋野ニューロンの反応（文献26を参考に描く）

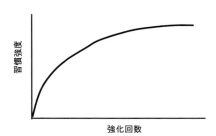

図7.17 学習はこのように立ち上がる

きっかけとして立ち上がってくるのである。

これと同じことが腹側被蓋野のニューロンで起こっている。

その実験を見よう。サルを使ったこの実験は3つの段階から成っている（図7.18）。第1段階ではある図形（A）がジュースを予告し、別の図形（B）はジュースが来ないことを予告する。当然ながら、腹側被蓋野のニューロンはAに対して反応する。ここで第2段階に進む。第2段階では別の図形を組み合わせ、いつもジュースを与える。たとえば（A＋X）でジュース、（B＋Y）でもジュースである。このときはどちらの場合もニューロンが反応する。

そこで第3段階のテストである。ここでは第2段階で追加した図形（XとY）だけを見せて、どちらにニューロンが反応するか調べる。そうすると、Xに対してはほとんど反応せず、Yに対しては強い反応が見られる[27]。

なぜならば、第1段階で図形Aに対して十分に反応が立ち上がっていたために、第2段階でXを加えても、Xにはほとんど情報価がないからである。とこ

第7章 泣き笑いする心——感情

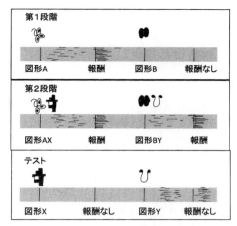

図7.18 報酬系のニューロンは情報価のあるものに反応する（文献26に基づいて描く）

ろが、図形Bの方は第1段階では「報酬なし」だったので何も立ち上がっていない。第2段階でYが加わると報酬が出てきたので、動物は「驚いた」。つまりYには報酬予告信号として十分な価値があったのである。

もし、あなた自身が患者のドーパミン神経を活性化したいと思うならば、あなたは患者に何か「意外な」ものをもたらさなければいけない。「ああ、いつもの人が来て、いつもと同じように訓練のメニューを与えていく、同じことの繰り返しだ」と思われては、その患者はあなたに対する好意のようなものを示さないだろう。

さて、こういうことからシュルツらは、報酬系は予測と実際の差異を検出する「エラー検出器」だと考えている[28]。報酬系はエラーを検出して、その情報を前頭葉に伝え、「こっちの水は甘い」ということを教えて、その後の行動を修正する。

ドーパミン神経系の機能：意欲

今度は、報酬系が活動すると何が起こるのかを考えてみよう。ここではドーパミンの神経毒（6-ヒドロキシドーパミン）を使って側坐核のドーパミンを枯渇させた研究が参考になる。

ラットがレバーのスイッチを押すと餌粒がもらえるようにしてレバー押しを訓練する。一群のラットはレバーを1回押せば餌がもらえ（FR1）、もう一群は

5回押せば餌がもらえる（FR5）。それから、レバーの上に重りを置いて、力を入れなければレバーが押せないようにしておく。側坐核のドーパミンを枯渇させると、FR5のときにレバー押しの頻度が落ちた。レバーを押す力には関係なかった[29]。

この研究を行ったジョン・サラモーンらのグループは20年以上も前から側坐核のドーパミンを枯渇させる研究をやっている。その結果をかいつまんで述べると、ドーパミンが枯渇するとレバー押しのために働く労力が衰えてしまう。その点では、側坐核が「やる気」に関係があるという話は正しい。ただしその「やる気」を快感に結びつけて考えるのは正しくない。動機が快であろうと不快であろうと、報酬系のドーパミンは課題を達成するための労力や、課題にずっと従事する持続力に関係がある[30]。サラモーンらはこうした性質と統合失調症、うつ病などの精神疾患との関係に話を進めている。

ドーパミンを枯渇させた実験の結果はこのようなものであった。それならば側坐核のドーパミンがじゃんじゃん働くようにしたら素晴らしくやる気のある人間になるのだろうか？

そんなことはない。この状態を作り出すのはわりと簡単で、覚せい剤やコカインを投与すればよい。そうすると動物は「常同行動」といって、まわりの出来事に関係なく、同じ動作をいつまでも反復して繰り返すようになる。まわりが見えなくなってしまうところが問題である。

「過ぎたるは及ばざるがごとし」という。何事につけても、足りなさ過ぎるのも良くなく、多過ぎるのも良くないようである。

回避欲求

話を1950年代に戻す。脳内の報酬系が見つかったときに、「罰系」もあるに違いないと考えられた。

これには脳研究の長い伝統の影響がある。脳のことがよくわかっていなかったとき、研究者たちが参考にしたのは自律神経系だった。自律神経系にはご承知のように交感神経と副交感神経があり、それらはお互いに拮抗的な役目を持っている。つまり、アクセル役とブレーキ役である。こういう二項対立が脳の中にもあると考えられ、それを仮定して脳の研究が進んだのである。

実際、視床下部のお互いに隣り合った部位に摂食開始の中枢と摂食停止の中枢が並んでいることが見つかり、この仮定は正しいように思われた。

だから、接近欲求を司る報酬系があるならば、回避欲求を司る罰系もあるだ

ろうと考えられたのである。そこでさまざまな研究が行われたが、罰系と考えられる部位は予想外に広く、「これが回避欲求の根本である」と言える神経系は特定できなかった。

　いま、それに近いものは何かと言われたら、扁桃体の中心核だろう。扁桃体中心核からの出力は中脳水道周辺灰白質に届いて動物の体をすくませる。視床下部に届いて交感神経の活動を盛んにする。ストレスホルモンの分泌を促し、脳幹に働いて驚愕反応を増強する。これは「イヤなことから逃げる、あるいは、進退窮まって闘う（fight or flight）」という機能をまとめるには十分な出力である。

　こういう基本の上に、パブロフ型の条件づけによる「経験の影響」が重なる。それで「危険、立入禁止」と書いてあるところには近寄らないようになるのである。

　経験の影響が効力を発揮するためには、無条件刺激と条件刺激を結びつける働きが必要である。それは扁桃体の外側基底部で行われている。ただし、話が少し面倒になってしまうが、外側基底部の活動は回避欲求だけに限らない。接近行動を起こすものであっても、条件刺激と無条件刺激の連合は扁桃体外側基底部で行われている。また、最近の研究によると、外側部と基底部の機能は少し違うらしいが、ここではその詳しい話には立ち入らない。

ロウ・ロードとハイ・ロード

　ところで、回避欲求というのは生体が危機にさらされそうなときに起こるものである。たとえば、味覚を考えると、自然界の動物にとっては、酸味は腐敗したもののサインであり、苦味はアルカロイドのような毒物のサインである。

　こういうサインに接したときには、対象が何であるかを詳しく分析する前に、とりあえず吐き出す、または逃げるといった行動をとるのが賢明である。山道を歩いていて突然何か長細いものが見えたら、ただちにその場から逃げるだろう。それはヘビなのかも知れず、本当は誰かが落した縄かも知れない。だが、それを詳しく調べるのは安全なところへ退いてからで良い。

　恐怖と扁桃体の研究で知られるジョゼフ・ルドゥは、図7.19のように脳の中に２種類の情報処理経路があると考えた[31]。

　この中で「ロウ・ロード」（下の道）と書いてあるのは、扁桃体から運動系に直結する経路である。この系が働くと、びっくりするような出来事が起きたときにただちに身を守る行動をとる。同じく扁桃体から出発するが、大脳皮質を

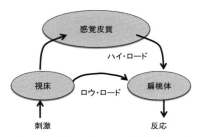

図7.19　ロウ・ロードとハイ・ロード（文献31に基づいて描く）

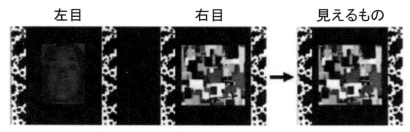

図7.20　閾値下の「恐怖」知覚（文献32に基づいて描く）

介する道、すなわち、いまのは何だったのかを詳しく分析する経路を「ハイ・ロード」（高い道）という。

そうすると私たちは、対象が何であるかを認識しないうちに「ロウ・ロード」を働かせて対処することがあるのではないかと思えてくる。

実際その通りである。それはいくつかの実験で確かめられている。

たとえば、左目に「恐怖」の顔をごく短時間見せ、右目には図7.20のようなわけのわからない模様を長時間見せる。そうすると被験者たちは恐怖の顔を見たことに気づかない。それにもかかわらず、恐怖の顔が出てきたときに50％の確率で指先に軽いショックが与えられるようにしておくと、ごく早い時期から、見えてないはずの恐怖の顔に対する皮膚電気抵抗の反応が大きくなる[32]。ただしこの効果はすぐに消える。「ロウ・ロード」はあくまで一時的にすばやく対処するための神経回路で、長い間働いている必要はないのだ

あるいは、図7.21のように「ハッピー」と「恐怖」のボディイメージを見せると、「恐怖」を見たときにはただちに運動野に反応が起こる[33]。体をすくめるための指令が出るのである。

扁桃体が「ロウ・ロード」を駆動するためのきっかけは、対象全部の姿である必要はない。その一部でも、またはイメージでも、あるいは記憶でも、体が

第7章 泣き笑いする心──感情

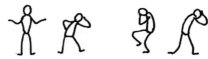

楽しい　　　　　　中性　　　　　　悲しい

図7.21　感情をあらわす姿勢（文献32を参考に描く）

緊急事態に反応するための神経経路は動く。

最近では、「ロウ・ロード」と「ハイ・ロード」をもっと大きなシステムの中でとらえようという動きが出てきた。すなわち、「ロウ・ロード」は扁桃体を中心として海馬、前頭葉内側部などを含む。それは当然ながら「ハイ・ロード」と全く関係のない経路ではなく、両者の間には双方向の情報のやり取りがある。さらに、「逃げるため」の経路と「接近するため」の経路も大きくつながっている。

どちらも動物の行動を適正に保つための経路である。「逃げつつ近寄る」、または「近寄りつつ逃げる」といった「怖いもの見たさ」のような行動もある。このような包括的な枠組みで見ると、私たちが生きていくための基本的な力は、結局のところ、環境に対する「驚き」を少なくする方向に働いていると考えられるという[34]。

この考えはまだ十分に実証されてはいないが、考え方としては面白い。ただし、本当に驚きが全くなくなってしまったとしたら、それはエントロピーが極限まで増大した状態であり、私たちは何もしない。それでは生きていくわけには行かない。だから私たちはいつも何かに「驚いて」いるのだろう。

感情や欲求からみた人間

人間の内なる動物

この章では、感情と欲求を題材にして、人間を動かす力のようなものについて考えてきた。それでだんだん明らかになってきたのは、結局私たちの中にはいまでも動物が住んでいるということである。

ある種の感覚は認知的な評価を突き抜けて感情を誘発する。接近や回避の行動も無意識のうちに働いている。脳には表層と深層があり、意識しない神経活

動が行動を生む。しかしその行動はただちに意識され、行動は調節されて次の機会に備える。

　表層と深層のせめぎ合い、もしくは協調というアイデアは、ある意味では、フロイトの考えた無意識の世界の再評価でもある。ただし、フロイトは徹頭徹尾科学者であって、無意識の世界にも整然とした構造と力を考えた。そのようなものが彼の想定どおりに存在しているかどうかはわからない。それにしても、閾値下のいくつかの実験例で見たように、私たちが意識していないことや、意識できないことが私たちの行動を動かす例の多いことには驚くばかりである。ここでもまた、自我が自分の中心であるとは言えなくなった。

　だから、自分の中に住んでいる動物、すなわち根源的な感情や欲求を無理にコントロールしようとしない方が良い。そこに無理が生じると、それはストレスになる。映画を見て泣きたい人がこんなに多いということは、私たちが実は感情を表現したいこと、日常生活ではその機会が本当に限られていることを意味しているようだ。

　そういうわけであるから、あなたはときに臨床の現場で患者や同僚から激しい感情の表現をつきつけられてびっくりすることがあるかも知れないが、びっくりしたときにはすでにあなたの「ロウ・ロード」が働いて、当面の対処は済んでいる。自分自身の内に起こってきた反応を「ハイ・ロード」を使ってゆっくり分析したら良い。そうするとあなたのその場面での次の行動は「驚き」の少ない方にチューニングされていくだろう。もしかしたらそれが哲学者の言っていた「叡智」の姿なのかも知れない。

引用文献

1) Panksepp J：Affective Neiroscience: The Foundations of Human and Animal Emotions, Oxford Univ Press, 2004.
2) Dylan Evans：Emotion, a very short introduction, Oxford Univ Press, Oxford Univ Press, 2003, p4.
3) Ekman P, Friesen WV：Constants across cultures in the face and emotion, J Pers Soc Psy 17:124-129, 1971.
4) Ekman P：An argument for basic emotions. Cognition and Emotion 6:169-200, 1992.
5) 中西崇文・北川高嗣・清木康：任意の印象語による顔の表情の自動合成方式の実現. 情報処理学会誌 44:21-36, 2003.
6) Berridge KC：Measuring hedonic impact in animals and infants: microstructure of affective taste reactivity patterns. Neurosci Biobehav Rev 24:173-98, 2000.
7) Rプルチック：情緒と人格, 浜治世・編：現代基礎心理学8, 動機・情緒・人格. 東京大学出版会, 1981, pp145-161.

8) 伊藤薫：脳と神経の生物学　三訂版．培風館，1996, p120.
9) 浜治世・浜保久・鈴木直人：感情心理学への招待：感情・情緒へのアプローチ．新心理学ライブラリ，サイエンス社，2002, p37.
10) Lewis PA, Critchley HD, Rotshtein P, Dolan RJ : Neural correlates of processing valence and arousal in affective words. Cereb Cortex 17:742-748, 2007.
11) Kawabata H, Zeki S : Neural correlates of beauty. J Neurophysiol 91:1699-1705, 2004.
12) Adolphs R, Tranel D, Damasio H, Damasio A : Impaired recognition of emotion in facial expressions following bilateral damage to the human amygdala. Nature 372:669-672, 1994.
13) Sweeny TD, Grabowecky M, Suzuki S, Paller KA : Long-lasting effects of subliminal affective priming from facial expressions. Conscious Cogn 18:929-938, 2009.
14) Kakigi R, Nakata H, Inui K, Hiroe N, Nagata O, Honda M, Tanaka S, Sadato N, Kawakami M : Intracerebral pain processing in a Yoga Master who claims not to feel pain during meditation. Eur J Pain 9:581-589, 2005.
15) Schachter S, Singer JE : Cognitive, social, and physiological determinants of emotional state. Psychological Review 69:379-399, 1982.
16) Dutton DG, Aaron AP : Some evidence for heightened sexual attraction under conditions of high anxiety. Journal of Personality and Social Psychology 30:510-517, 1974.
17) Baker RC, Guttfreund DG : The effects of written autobiographical recollection induction procedures on mood. J Clin Psychol 49:563-568, 1993.
18) Burdick AP, Foote KD, Wu S, Bowers D, Zeilman P, Jacobson CE, Ward HE, Okun MS : Do patient's get angrier following STN, GPi, and thalamic deep brain stimulation. Neuroimage 54 Suppl 1:S227-232, 2011.
19) Haq IU, Foote KD, Goodman WG, Wu SS, Sudhyadhom A, Ricciuti N, Siddiqui MS, Bowers D, Jacobson CE, Ward H, Okun MS : Smile and laughter induction and intraoperative predictors of response to deep brain stimulation for obsessive-compulsive disorder. Neuroimage 54 Suppl 1:S247-255, 2011.
20) Vanderhasselt MA, De Raedt R, Brunoni AR, Campanhã C, Baeken C, Remue J, Boggio PS: tDCS over the left prefrontal cortex enhances cognitive control for positive affective stimuli. PLoS One 8:e62219, 2013.
21) 佐々木和男・大村裕：摂食行動の調節機序．日本咀嚼学会雑誌 4:23-31, 1994.
22) Bassareo V, Di Chiara G : Modulation of feeding-induced activation of mesolimbic dopamine transmission by appetitive stimuli and its relation to motivational state. Eur J Neurosci 11:4389-4397, 1999.
23) Horvitz JC : Mesolimbocortical and nigrostriatal dopamine responses to salient non-reward events. Neuroscience 96:651-656, 2000.
24) Maeda H, Mogenson GJ : Effects of peripheral stimulation on the activity of neurons in the ventral tegmental area, substantia nigra and midbrain reticular formation of

rats. Brain Res Bull 8:7-14, 1982.
25) Anstrom KK, Miczek KA, Budygin EA : Increased phasic dopamine signaling in the mesolimbic pathway during social defeat in rats. Neuroscience 161:3-12, 2009.
26) Schultz W, Dayan P, Montague PR : A neural substrate of prediction and reward. Science 275:1593-1599, 1997.
27) Waelti P, Dickinson A, Schultz W : Dopamine responses comply with basic assumptions of formal learning theory. Nature 412:43-48, 2001.
28) Schultz W : Behavioral theories and the neurophysiology of reward. Annu Rev Psychol 57:87-115, 2006.
29) Ishiwari K, Weber SM, Mingote S, Correa M, Salamone JD : Accumbens dopamine and the regulation of effort in food-seeking behavior : modulation of work output by different ratio or force requirements. Behav Brain Res 151:83-91, 2004.
30) Salamone JD, Pardo M, Yohn SE, López-Cruz L, SanMiguel N, Correa M : Mesolimbic Dopamine and the Regulation of Motivated Behavior. Curr Top Behav Neurosci Sep 1, 2015.
31) LeDoux : The Emotional Brain: The Mysterious Underpinnings of Emotional Life. Phoenizx, 2004, p164
32) Raio CM, Carmel D, Carrasco M, Phelps EA : Nonconscious fear is quickly acquired but swiftly forgotten. Curr Biol 22:477-479, 2012.
33) Borgomaneri S, Vitale F, Gazzola V, Avenanti A : Seeing fearful body language rapidly freezes the observer's motor cortex. Cortex 65:232-245, 2015.
34) Mobbs D, Hagan CC, Dalgleish T, Silston B, Prévost C : The ecology of human fear: survival optimization and the nervous system. Front Neurosci 9:55, 2015.

参考文献
・浜治世・浜保久・鈴木直人：感情心理学への招待：感情・情緒へのアプローチ．新心理学ライブラリ，サイエンス社，2002．
・コーネリアス RR（齋藤勇監訳）：感情の科学－心理学は感情をどこまで理解できたか．誠信書房，1999．
・デカタンザロ DA（浜村良久監訳）：動機づけと情動．協同出版，2005．
・廣中直行：快楽の脳科学．NHKブックス，2003．

第8章

人とつきあう
—— 社会

第1節 はじめに

　職場を定時に「あがる」のは何となく気が引ける。
　本当はこの時刻を越えて働かなければならないはずはないのである。私に本日課せられた仕事は終わった。もちろん、仕事が全部片づいたわけではない。もともと全部片づけるには1日が24時間では足りないのだ。数日先までの見通しならばある。あとは翌日以降でも間に合う。帰って悪い理由はないはずだ。
　しかし、定時に退出する人はほとんどいない。そこを「あがろう」とすると圧力のようなものを感じる。そこで私はアタマの中で、「今日はなぜ早く帰らなければならないか」、という理由を考え始める。もちろん、早く帰ろうとするからには、こちらにもそれなりの事情がある。その理由を3つか4つ思いついたところで、べつに誰かがとがめるわけではないので、そんなことを考えても無駄だということに気づく。
　とはいえ、どうにも職場を立ち去りにくい。いまから本格的に仕事を始める顔の人もいる。そこで私は何かちょっとした仕事、数分で終わるような仕事に手をつけ始める。
　ところが、そういうときにかぎって、わずかな時間で終わるはずだった仕事がなかなか終わらない。いらだちながら片づけているうちに、これでは乗る予定の電車に乗り遅れることに気づく。
　こういうスリルのある生活をしていると、全く精神衛生に良くない。
　その生活の何がスリルなのかというと、仕事と自分の関係ではない。要は他

人の目である。他人の目にピリピリしながら暮らしたくはないと思うのだが、「空気を読む」というような言葉がはやり、時代はますます人の目が厳しく、私のような者には住みにくくなっていくような気がする。

　私たちは複雑な人間関係の中で生きている。他人との関係を調整するのはまことに骨が折れる。

　人間がこんな巨大な脳を持ったのは、結局は社会関係を調整するためではなかったかという説がある[1]。これを「社会脳」の仮説という。

　いろいろな動物の脳の大きさを比較すると、群れのサイズと脳（とくに大脳皮質）の大きさとの間に関係がある。また、霊長類では群れの中でお互いに気を使う行動の頻度と新皮質の大きさとの間にも関係がある。進化の歴史の中で、霊長類の中でも大きな新皮質を持つものは他者との関係を取り持つのがうまかったとする。そうすると、大きい新皮質を持った種が生存競争に勝つ。その種が作る社会はますます複雑になるだろう。そこでもまた、大きい新皮質を持った種族がその社会の中でうまくやっていく。その繰り返しで、まことに大きな新皮質を持ち、まことに複雑な社会関係を営む「人類」というものが生まれてきた。知性や言語はそもそも他者との関係を調整するために育ってきたのかも知れない。

　私たちはどうやってこのややこしい人間社会を泳いで行こうか。人間の科学を知ることで、そこに何か知恵のようなものをつかむことはできないだろうか。

第2節　なわばりと順位

なわばり

　海外旅行に行くにはパスポートが必要である。「港を通過する」という意味のパスポート。それは「この人間が貴国の領域内に入るから、それを認めて欲しい」という公的な証明である。

　それはなぜか？　自分の住む国が一種の「なわばり」になっているからである。

　このなわばりを破るものは攻撃される。私たちは常に領海、領空を監視している。異常な接近を示す船舶や航空機があったら、たちまち警報が発せられる。いかに現代科学技術の粋を集めた兵器が使われていても、それはなわばりを侵されそうになったときの動物の行動である。

第8章 人とつきあう──社会

　私たちの身のまわりには、いたるところになわばりがあり、ときにはそれが弊害を生むこともある。たとえば「縦割り行政」などと批判されるお役所がそうだろう。保育園と幼稚園を一緒にする議論があったときに、結局は厚労省と文科省の折り合いがつかずに、「幼保一元化」は進まなかった。もちろん、それに反対する理由はいくつも考えられ、それはもっともな理由に見える。だが、こういう理由の多くは「後づけ」の説明である。最初にあったのは「なわばり意識」にほかならない。

　病院にも学校にもなわばりがある。私は空気を読むのが苦手な方だから、なわばり意識の強い職場では生きて行けない。

　こんな面倒ななわばりは、だが、動物の行動を考えたら、もともとは合理的なものだったのである。

　多くの動物はなわばりを持つ。

　ラットやマウスにもなわばりがある。なわばりの中に他の個体が侵入すると攻撃される。これはとくに雄の間で強く見られる。雌は、子供を育てている間以外、通常そのような攻撃行動を示さない。

　動物がなわばりを持つのは、食糧のような限られた資源の奪い合いを避けるためである。なわばりを持つことによって無駄な闘争を防ぐことができる。事実、ある観察によればチャイロハチドリという鳥は明確ななわばりができた後に体重が増えたという。

　人間の場合は強い個体の群れが広いなわばりを持つかも知れないが、それは動物界で一般的なことではない。なわばりは個体が強いか弱いかには関係ない。トゲウオの観察によると、なわばりの中に他の個体が侵入すると攻撃されるが、攻撃された方の個体はまた自分の周囲になわばりを持つ。そこに先ほど「勝った」方の個体を連れていくと、今度は負ける。つまり、アウェーの戦いには常に負けるようになっているのである。

　動物のなわばりが闘争を避け、資源を分配するための合理的なシステムであるのに比べて、人間のなわばり意識は欲望や権力と結びついて、かえって争いを誘発するものになっているように見える。あるいは、お互いの領分を侵してはいけないと思うあまりに、どちらからも見捨てられる「エア・ポケット」のようなものができてしまうこともある。

　大学の学部や学科というものも、考えたら「なわばり」である。文系の学部ともなると教員個人個人が「なわばり」を持っている。病院にも「なわばり」があり、科学の研究にもある。このところ「複合領域」とか「統合○○」とかいうものがやたらに増えたが、それはこれまでの「なわばり」の弊害が認識されてきたからだろう。

だが人間にも希望はある。「自分の集団のなわばり」と思う範囲は時代や情勢によって変わる。明治維新を迎える前の日本では「国」と言えば藩、つまり郷里のことだった。そこを出て旅をするには手形が必要で、「脱藩」は重罪であった。明治初期の男子学生は、他藩出身の女の子とつき合っただけで攻撃されたという。それがいまではそうでない。そうなると、いまは超え難い壁のように見える「国境」もいつかはなくなり、地球全体が私たちのなわばりだと思える日が来るかも知れない。

パーソナルスペース

話を個人のレベルに戻そう。

人間のなわばりの最も基本的な形は「パーソナルスペース」という形であらわれる。私たちは自分のまわりに目に見えない境界線を作っている。これが私の「なわばり」で、他人がこの中に進入してくると、私は不快感を覚え、相手の敵意を感じる。パーソナルスペースの中に入って良いのは恋人か親子だけだ。

私たちがどのくらいの大きさのパーソナルスペースを持つかは簡単な実験で確かめられる（図8.1）。図の左側ぐらいなら何ということもないが、右側はどうも接近し過ぎている。二人の人間を立たせてだんだん近づいてもらい、「ここから先はダメ」という距離を測ると、パーソナルスペースの大きさがわかる

統合失調症の患者ではこのパーソナルスペースが広い。それは何を意味するのだろうか？

健常者が適度な距離を保ったつもりでも、患者にとってはその距離はすでに自分のなわばりに侵入されたことなのである。患者は常になわばりを脅かされているから、健常者の何倍も疲れ、苦労して不快感に耐えなければならない。このような広いパーソナルスペースは作業療法のときのお互いの距離の取り方

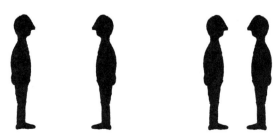

図8.1　パーソナルスペース

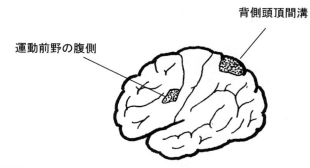

図8.2 パーソナルスペースに関連する脳領域（文献3を参考に描く）

にもあらわれているだろう。ひとたびなわばりが侵されたら、相手はどこまでもずかずかと入ってくる。これが統合失調症の患者が私たちに教えてくれるところで、自分の考えがどこかに筒抜けになっているとか、電波にあやつられているとかいう考えに至る。実は、私たちの体が私たちの内なる世界を守る防護壁になっているという保証はどこにもないことに気づく。

　パーソナルスペースを決めている脳部位は、またしてもと言いたいぐらいだが、扁桃体である。扁桃体は脳の警告系なのだから、それも当然かも知れない。扁桃体に損傷があるとパーソナルスペースがなくなってしまう[2]。

　ただし、扁桃体だけでパーソナルスペースが決まっているわけではない。高次の脳もパーソナルスペースの形成に一役買っている。たとえば、画像をズームして「こちらに近づく」印象を作り出し、自動車のような無機物が近づいて来るときと、他人の顔が近づいて来るときとを比較してみると、人の顔が接近するときにだけ反応する部位がある。それは背側頭頂間溝や腹側運動前野（図8.2）といったところである[3]。このあたりはどうやらミラーシステムや自分と他人の区別に関係があるらしい。

順位

　なわばりと共に無用な争いを防ぐために大事なのが順位である。
　最も整然とした順位があるのはニワトリで、ある個体は別の個体をつつくことができるが、その逆はできない。これを「ペッキング・オーダー」という。ラットにも順位がある。2匹のラットがじゃれているとき、ときにそれがケンカのような様相になる。そのときに腹を見せた方が「劣位」で、そのサインが

出ると「優位」な個体は攻撃をやめる。サルにもかなりはっきりした優位と劣位の序列がある。以前の職場でサルの実験をしていたとき、飼育室に入ると私にお尻を向けてくれるサルがいた。これは順位が下のサルが上位のサルに示す行為で、このとき上位のサルはそのお尻の上に乗っかる。これを「マウンティング」という。私が上位のサルなのである。マウンティングをしてやりたいのはやまやまだが、さすがにそれはできなかった。しかし、このように私に向けて従順なサインを見せてくれるサルは、正直気持ち、かわいいと思った。

　このように、順位は争いを避けるために役立っているので、2匹の個体の間に闘争が見られたときでも、相手が深く傷つくまで闘い続けることはほとんどない。

　社会的な順位の生物学的な基盤は、少なくともカニクイザルの場合は、ホルモンに関係がある。2匹のサルを接触させる前にストレスホルモン（コルチゾール）の濃度を測ってみると、濃度の高い方が社会的場面で劣位、つまり服従側であった[4]。ただし、劣位の個体が常にストレスを感じているとは言いきれない。2匹が接触した後では優位側の個体のコルチゾールのレベルが高くなった。しかも、攻撃行動に関係がある男性ホルモン（テストステロン）のレベルも高くなった。「勝つ」ことにもそれなりのストレスがあるのだろう。

　人間の社会にも順位がある。これについても私には思い出深い話がある。なわばりと順位が一体になったような話である。

　大学の教員だったとき、一度だけ、学長が出席される大事な会議に出たことがある。どこにこんな部屋があったかと思うようなゴージャスな会議室で、歩くと靴が半分ぐらい埋まるような毛の長いじゅうたんが敷いてあった。そこにまた、すわるとどこまで落ち込んでいくのかわからなくて不安になるぐらい豪華な椅子が置いてあった。私はそのひとつに何気なく腰かけた。すると、「あんた、そこに座っちゃいけない！」と年配の教授から厳しく叱られた。

　それというのも、その席の着席順にはれっきとした規則があって（もちろん、そんなことは学則のどこにも書いてないが）、創立の古い学部の代表から、学長の近くに座ることになっているのだそうである。驚いた話だが、立派な教授たちもこんな序列意識を持っているのだ。

　軍隊の階級などは最も硬い順位だろう。職場にも階級があり、サラリーマンは今日でも「出世」を気にする。人間の順位制は動物の行動に見られるような、無用な争いを防ぐための機能はしていない。上位の人は常に自分が上位であることを確認したがる。そうでないとプライドが保てないのであろう。

順位とリーダーシップ

　私たちのまわりには、規律と統制の厳しい序列社会もあり、そんな面倒なしばりがなく、平等な横の社会もある。オフィスの机が部長を頂点にして直列に配置されている事業所もあれば、フリースペースで席が固定していない事業所もある。これはどちらが良いのだろう？
　社会心理学の教えるところでは、課題が単純であればタテ型の序列社会が良い。一人の人間に情報が集中するようになっている方が効率的なのである。それを考えたら、軍隊のやることなどは単純の極みなのだろう。年功序列が有効だった昔の日本の組織は、単純な課題に取り組んでいたのだ。
　しかし、複雑な課題に取り組むときには、そのような一極集中ではなく、成員に均等に情報が行き渡る集団の方が良い。いまの日本の企業などを考えてみると、かつてなかったほどの複雑な課題に直面している。こうなったら硬直したタテ社会では対応できないだろう。
　次に、少し視点を変えて、リーダーについて考えてみよう。私たちはサルの社会を見て「ボス」がいると考えてきた。ニホンザルの場合、このボスは強くて優れた独裁者で、群れ全体を統率しているというのが少し前までの常識だった。しかし、だんだんわかってきたのは、本当の野生のサル集団にはボスはいないかも知れないということだった。ボスがいるように見えたのは、サルの社会を研究するためにサルを集めて人工的な集団を作ったからだという可能性がある。自然な集団ではなくなったために個体間にもめごとが生じて、「ボス役」が必要になったらしい。
　そうなると「ボス役」に必要なのは調整能力ということになりそうだが、人間の場合はどうだろうか？
　人間の場合、社会心理学者の三隅二不二によれば、リーダーには課題遂行機能（P機能という）と集団維持機能（M機能という）の両方が必要である。両方を適度に持つリーダーをかかえる集団は生産性が高い。私たちがよく「リーダーシップ」というのはP機能のことを指している。アップルを創業して率いたスティーブ・ジョブズなどはさしずめP機能の権化だろう。彼はときに集団を壊すようなことをやったから、M機能は果たしていなかったに違いない。M機能にすぐれた人は、私らの世界では「宴会係」などと呼ばれる人かも知れない。
　まあ、何でも両方を適度に持つのが良いのは当たり前である。だが、その後の研究で、集団が置かれている状況によって効果的なリーダーのスタイルが変

わることがわかった。課題遂行機能の高いリーダーが力を発揮するのは、リーダーによる統制が取りやすい場合か、取りにくい場合かのどちらかである。中間ぐらいのときには集団維持機能の高い「関係志向型」のリーダーが力を発揮する。

順位と脳機能

　人間の場合は、社会的順位とドーパミンの間に関連がある。社会的に上位の人はドーパミンD2/D3受容体の結合能が高い。このことが何を意味するのかはよくわかっていないが、社会的に上位の人は自分が多くのサポートを受けていると感じている。その自覚とドーパミンの間に何かの関係があるようだ[5]。

　脳波を観察した実験によれば、社会的に劣位の人は自分が上位の人の前でどんなことをやっているかに敏感である[6]。常に人の目が気になるのは自分の社会的順位が下の方だという証拠なのだろう。

　興味深いことに、社会的順位に敏感かどうかには民族差がある。アメリカで行われた実験では、学生を被験者として、自分のメンターを含むいろいろな人の顔が右を向いたり左を向いたりしている写真を見せ、顔がどちらを向いているかを判定してもらった。アメリカで学んでいる中国人の学生は、自分のメンターの顔に敏感で、どちらを向いているかをすばやく答えたが、アメリカ人の学生（白人）にはこのような傾向はなかった[7]。社会的上下関係の判断に社会文化の影響があるのだろう。

　だが、その逆の考えもできる。つまり、上下関係に敏感な人たちが集まって作った社会と、そうでない人々が集まって作った社会とがあるという見方である。育った社会が先だったのか、生物学的な特徴が先だったのか、答えは出ないが面白い話題ではある。

　アメリカの社会は、平等であるがゆえに能力の競争が激しく、これはこれでストレスが大きい。中国や日本のようなタテ社会は、下剋上をねらわないかぎり、地位に応じたことをやっていれば良いので、ラクと言えばラクだ。ただし、地位に甘んじていると、上位の人には腐敗が生じ、下位の人には絶望感が生じる。やはり適度に混ぜられているのが良さそうだ。

第3節 共感と排斥

表情の社会的機能

　ここからは人間関係を仲立ちするコミュニケーションについて考えてみよう。
　私たちの表情や音声は、他者に向けられて発せられる信号である。
　痛いときには自然に痛い顔になるが、その顔はそれを見ている他人に「私は痛い、苦しんでいる」とわかって欲しい顔である。一方、私たちは他者が痛がっている顔を見たときには「どうしたのか？」、「これは気の毒な」、「何とかしてあげなければ」と思う。感情の表出は社会的な機能を持っている。
　最近、「人の気持ちがわかる」ことについての研究が増えてきた。
　他者の「気持ち」がわかるのはなにも人間だけではない。人間以外の動物でも、個体を越えた「気持ちのつながり」があるような行動をする。そういう行動の研究から、「他人の痛みや楽しみがわかる」という人間の気持ちの起源を明らかにすることができるだろう。
　たとえば、マウスは床から軽い電気ショックを与えられてすくんでいる個体を見ると、見ている方の体もすくむ。ただし、それが起こるのは他者と自分が一緒のケージで飼われた場合に限られる[8]。
　齧歯類はどうやって他者に信号を伝えているのだろうか？　超音波の鳴き声とか特有の匂いとか、いろいろなことが言われてきたが、ラットを使った最近の研究によれば、意外にも決め手のひとつは視覚、つまり表情や姿勢を見ることだった。ラットは痛いときに図8.3の右のように目を細めて耳を後ろに倒し、体を縮めるような特有の表情や姿勢をする。この表情の写真を壁に貼っておくと、ラットはその部屋を避けるようになった[9]。ラットも他者の姿を見ただけで「ここは避けた方が良い場所だ」ということがわかるのだ。

通常　　　　　　　　　　「痛い」とき

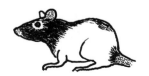
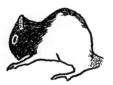

図8.3　ラットの痛みの表現（文献9を参考に描く）

コミュニケーションから共感へ

　人間は他者の発する信号に敏感に反応する。たとえば、成人は幼児の泣き声に敏感である。このときには扁桃体が反応している。つまり、子供の泣き声に対する反応は半ば無意識に、ボトムアップに生じる[10]。
　また、他者の痛みは自分にとっても本当の痛みに近い。手に注射針を突き刺しているような「他人が痛い」写真を見たときの脳の活動を調べた研究によると、島皮質と帯状皮質が反応していた。これらは自分が痛いときに反応する部位である。私たちの脳には他者の痛みが自分の痛みとして「わかる」仕組みがある[11]。この研究の面白いところは、「他人の痛み」を思わせる写真と、「一般的にネガティブな感情を誘発する写真」、たとえばナイフとか手錠の写真とを分けたところである。一般的にネガティブな感情を誘発する写真を見せられても、こういう部位は反応しない。
　他人の気持ちがわかる心理にも、単純なものから高度なものまで、いろいろある。
　たとえば、予防注射をされる子供が並んでいるとき、ひとりが泣き出すと別の子も泣きだすことがある。これは、その子に「あの子が痛がっている」ということがわかって泣くのではないようだ。それは単純な同調のようなもので、「情動伝染」と呼ばれる。これを利用したのが、笑い声が聞こえてくるテレビのコメディである。昔のアメリカの喜劇番組に多かった。あれは本当に観客を入れて笑わせているのではなく、効果音としての笑い声だった。それでも、あの笑い声があるのとないのとでは見ている方の気分も違う。笑い声があるとこちらも屈託なく笑えるのであった。
　情動伝染の場合は、自分と他人との境界線がない。
　それに対して、他者を他者として「わかってあげて」他者の気持ちを汲むのが「同情」である。
　「お気の毒なことで」などというのは同情で、私はあなたの気持ちをわかっているが、あなたと私の間にはへだたりがある。ときにそれは形式的な言い方のようにも聞こえる。
　あなたと私の境界線は意識しているが、同情よりももっと高い次元の気持ちと考えられているのが「共感（empathy）」である。
　共感（empathy）は単なる情動伝染とは違い、同情とも違う。他人の経験をあたかも自分の経験であるかのように感じることだと言われている。何となく他者と一体化しているのでもなく、他者を他者として「わかってあげている」の

第8章 人とつきあう——社会

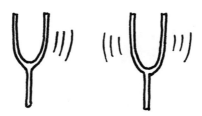

図8.4　共感は共鳴のようなもの

でもない。「私自身の気持ち」の問題として、あなたの気持ちと同じようなものが感じられる。2つ並んだ音叉が共鳴するようなものだろう（図8.4）。

　人間を相手に仕事をする人には共感能力が必要であるという。ところがこの共感能力がどのような行動になってあらわれるかというと、沈黙の中にあらわれるのである。

　京都大学こころの未来研究センターの研究によれば、ベテランのカウンセラーはカウンセリング初心者に比べてほとんどしゃべらない。それどころかうなずくことさえしない。彫像のようにじっと黙って座り込んでいる[12]。しかし、それがベテランのベテランらしいところである。カウンセリングの初心者はいろいろ気になって相手のことを解釈し、短い時間でアドバイスをしようとする。それはうるさいだけで、あまり役に立たない。ベテランはじっと座り込んで「共感」が起こるのを待ち、ここぞというときにぽつりと大事なひとことを言う。それは相談に来た人の気持ちに重い足跡を残す。べらべらしゃべられたら何を言われたのか聞いてないであろう。

　心理臨床術の奥義とでも言うべき共感ではあるが、その根底にも生物学的な実体があるようだ。共感が単純な化学物質で促進される可能性が出てきた。

　それがオキシトシンである。オキシトシンが子宮を収縮させ、射乳を促すホルモンであることはご承知の通りだ。それで昔から母子間の絆を作るのに役立つと考えられていた。しかし、男性にもオキシトシンはあり、内分泌的な作用以外に脳にも働いている可能性がある。

　早くからオキシトシンに目をつけていたのがつい先日まで米国国立精神衛生研究所（NIMH）の所長だったトーマス・インセルである。インセルも不思議な人だ。わずか14歳で大学入学資格を得、ボストン大学医学部に学んだ。もともとはユング派の精神分析医であった。しかし、インセルは精神分析しか治療法がないと思われていた強迫性障害にクロミプラミンが有効であることを見つけた。精神分析の後は熱帯医学、精神薬理学、神経科学といろいろな分野を渡り歩いた。NIMHの所長職を突然辞してまわりを驚かせ、何と、Googleが始める

健康増進サービスのヘッドになった。これからはICT技術を応用したメンタルヘルスの向上を仕事にするという。

インセルがオキシトシンに目をつけたきっかけは、プレーリーハタネズミという野生動物である。プレーリーハタネズミの中には厳格な一夫一婦制を守るものとそうでないものがいる。食物資源の乏しいところに住むものは一夫一婦制である。インセルは両者を比較して脳のオキシトシン受容体とよく似たペプチドホルモンであるバソプレッシンの受容体遺伝子に違いがあることを突き止めた[13]。

2005年には、脊椎を損傷して乳房からの末梢入力が欠損した母親にオキシトシンを点鼻スプレーで与えると、射乳反射が促進されることが報告された[14]。2010年頃からは、オキシトシンが自閉症の治療に使えるという報告が出始め、治験としてしっかりした形を取った研究も現れた[15]。ところがそれは既に20世紀にインセルが予言していたことであった[16]。

私たちは生物学的な手段で人と人を親しくさせることができるのだろうか？[17] また、そうすべきなのだろうか？

もちろん、「親しさ」と「共感」は違うだろう。しかし、私たちは単独では生きられない動物である。他個体との間に「きずな」が必要だ。その「きずな」は生物学的なものであってもおかしくない。

もっとも、薬理の立場から言えば、これまでにいくつもの化学物質が「親しさを増す」、「自己開示を促進する」ということで精神医療に応用されようとしては失敗してきた。LSDがそんなふうに使えないかという話もあったし、最強の麻薬として汚名をとどろかすMDMA（エクスタシー）も、最初はそのようなものとして精神分析に使われようとしたのである。

私はオキシトシンにも過度な期待はしていない。動物実験の結果は錯綜しており、親しさとは逆に不安が増えたとか、嫌悪的であったとか、いろいろ言われている。オキシトシンのスプレーがネットの通販で買えるような現状はおかしい。

ともあれ、生物学の研究が他者との「きずな」に踏み込んできたのは、現代社会の要請かも知れないが、将来に期待が持てる動向だと思う。

排斥

共感とは裏腹のことが排斥である。故意にでもそうでなくても、私たちは「あの人を私たちの輪の中から外そう」ということをしばしばやる。

第8章　人とつきあう——社会

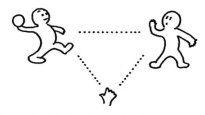

図8.5　仲間はずれゲーム（文献18に基づいて描く）

仲間外れにされると心が痛む。本当に痛みの神経経路が動いているのである、それを調べるにはこんな実験をする（図8.5）[18]。「サイバーボール」という名前がついている。

パソコンの中に2人の人間がいて、私をまじえて3人でキャッチボールをしている。しかし、ある条件ではプログラムの仕組みによって私は仲間外れにされ、パソコンの中の2人だけでボールの投げ合いが進む。

そうなると脳が痛みを感じる。痛みに関連のある前部帯状皮質が孤立感と正に相関した活動を示す。一方で、右の腹側前頭皮質は孤立感と負に相関した活動を示す。腹側前頭皮質から帯状皮質に向かって抑制的な信号が走っているらしい[19]。

ただし、情けないことだが、サイバーボールで自分を仲間外れにする相手が自分と違う人種だと、帯状皮質はそれほどの痛みを感じない[20]。人種に対する私たちの弁別力はたいへん高く、自分と同じ人種の人には信頼感や魅力を感じ、ただちに「信用できる人だ」と思ってしまう[21]。

排斥は、今日では「いじめ」につながる深刻な問題である。現在では学校における「いじめ」が問題になっているが、あらゆる集団に「いじめ」は起こる。平安時代にもそれがあったことは、第1章の『源氏物語』の話で述べた通りだ。

「いじめ」について社会心理学でしばしば言われるのが「黒い羊効果」というものである。自分の所属する集団の中に、その集団の評価を下げるような人がいたら、その人はことさらに低く評価され、排斥されるという「効果」だ。しかし、この理論は「いじめられる方にも何らかの問題がある」という考えにつながる。

実際には、どんな人がいじめられるかは全く無作為といって良い。ここはひとつ順番を逆にして、「自分の所属する集団が高く評価されるためには、『黒い羊』を必要とする」という考えがあると思ったらどうだろうか。それは全く倒錯した考えである。しかし、「犠牲者が必要だ」という点では、誰彼かまわずいじめられる今日の許し難い現状によく合う。

その背景にあるのは「こうでもしないと私は自分たちが価値あるものだとは思えない」という自信のなさである。もしもこの想定が正しいとすれば、「いじめ」を解決する対策はある。それは「自分には何かの価値がある」と思えるようにすることだ。心理学では「自尊感情」というような言葉を使う。思えば、ものごころついたときから厳しい受験競争、就活では失敗続き、せっかく見つけた働き先でも尊大な上司からの小言や叱責の嵐、絶え間ない業績評価……私たちは「自尊感情」が心理学のむなしい遊び言葉のように聞こえるほどの過酷な状況にさらされている。

　ここでも私はオペラント条件づけの原理を思いだす。「自尊感情」を可視化できる行動に落とし込み（それはひとつではないだろうが）、現状を測定し、目標を設定する。現状から目標に至る道程を細かいステップに分け、順々に強化していく。それが有効な方法だろう。オペラント条件づけは過去ではなく未来を見る。「昔は良かったのに」という考え方はしない。「失敗した」ということは原理的にあり得ず、まだ良い方法に到達していないだけだと考える。

孤立と健康

　時代は平安時代末期、源平合戦の頃、2人の天皇、のち上皇が対照的な生涯を送った。

　ひとりは崇徳上皇。崇徳上皇は保元の乱に破れて讃岐へ流され、46歳で亡くなった。

　もうひとりは後白河法皇。彼は崇徳の8年後に生まれ、保元、平治の乱を生きのび、平家の全盛時代からその滅亡までを見、66歳まで生きた。

　2人の20年の生命の違いは何なのだろうと思う。

　もっとも、崇徳の方には殺害されたというウワサがある。もしそれが本当だとしたら寿命を考えても意味がないことになるが、この説の典拠は『讃州府志』という書物で、ほかの史料では裏づけられていない。暗殺説は定説ではないようなので、いちおう病死したと考えておく。

　両方とも皇族であり、皇位についたから、前半生の栄養状態や衛生状態に大差があったとは思われない。讃岐の環境がとくに悪かったとも思われず、崇徳に致死的な持病があったという話も伝わってない。

　崇徳は孤独と絶望の後半生を送った。とくに写経を後白河に突き返されてからは「此経を魔道に廻向して、魔縁と成て、遺恨を散ぜん」（保元物語）と書かれるほどの強い憤怒を抱いて生きた。

これに対して後白河は都にあって人に囲まれ、藤原家、比叡山、平家、源氏と拮抗する勢力の間を渡り歩き、誰彼かまわず追討の院宣を出しまくって、したたかに生きた。今様にハマるような趣味もあった。崇徳に言わせれば後白河は「文にもあらず、武にもあらず、能もなく芸もなし」（平治物語）というような、いい加減な人であった。
　私には2人の性格や精神状態が寿命の違いに関係していたように思えてならない。
　雌のラットを1年以上、飼育ケージの中で1匹だけ飼っていた場合と、ひとつのケージに5匹入れて飼った場合とを比べてみると、個別飼育されたラットは不安、恐怖、警戒心の兆候が強く、急性ストレスに対するコルチコステロンの反応が大きかった。また、乳腺腫瘍も頻発した。個別飼育の推定腫瘍量は集団飼育の約80倍というから驚く。その腫瘍の多くが悪性であった[22]。この頃では倫理的に個別飼育は良くないと言われるようになったが、医学的にもそれが証明された形である。
　ヒトを対象として社会的な孤立の影響を調べた疫学研究もあらわれた。孤立はC反応性タンパク、拡張期および収縮期血圧、腹囲、BMIなどの測定値を悪化させ、炎症性疾患、高血圧、糖尿病などのリスクを増大させた[23]。
　人間関係は厄介で、ストレスの源でもあるが、孤独もまた良くない。
　医療やリハビリは人を孤独から救う道ではないだろうか。第1章に述べたように、医療とは人づきあいである。人が人に出あい、人が人を癒す。もし、そのことがなく、あらかじめ構造化された問診結果と検査結果から仮説を立て、処方をし、その結果を見て仮説を修正するというプロセス「だけ」が医療だとするならば、高度な人工知能を備えたロボットの方が人間よりもうまくやるだろう。医師の仕事などは手術を除いてロボットに取って替わられるかも知れない。そうなると何が医療の本質かというと、人間と人間が接することよりほかにはない。私たちは、他人の痛みがわかるがゆえに、痛み、苦しみ、怒りや絶望にとらわれている人々をそのまま放っておくことができない。それは相手を孤独の中に放置しておいてはいけないということである。人間がその場にいなければならない。

内集団と外集団

　もう少し人間社会について考えてみる。
　自分と同じ人種のように、自分の属する集団のことを「内集団」という。そ

れに対して自分の属さない集団が「外集団」である。私たちは内集団には好意的な態度をとる。外集団に対しては冷たい。

　子供たちを恣意的に2つのグループに分けてサマーキャンプを行った古典的な実験がある。1950年代に行われた古い実験だが、2つのグループが競うようなスポーツやゲームをやらせると、自分たちの集団には立派な名前をつけ、相手の集団にはバカにしたような名前をつけた。そうしてお互いの関係はだんだん険悪になって行った。

　もともと任意に分けられた集団である。2つの集団を弁別する何の根拠もない。それなのに自分の属する集団は「優秀」、そうでない集団は「ダメ」と思ってしまう。これは私たちの身のまわりでもしょっちゅう経験することではないだろうか。職場の小さなチームから民族まで、いたるところで内集団への偏愛と外集団への敵意を見出すことができる。私たちはそこに合理的な理由さえも捏造しようとする。

　2つの集団の無益な葛藤を解消するには、「上位目標の導入」ということをする。両方が協力しなければ解決できない課題を設定するのである。サマーキャンプの実験では、「給水システムが故障して水が出なくなった」という緊急事態が使われた。これを解決するには両方のグループが力を出し合う必要があった。上位目標が導入されれば、私たちは自然と「仲直り」ができる。ただし、そうは言っても私は安心できない。集団同士が競っている場合、「共通の敵がいる」と思わせれば「上位目標の導入」になってしまうのではないだろうか。それならばどうしたら良いのか？

　一般論を語るには証拠が足りないが、少なくとも人種的な偏見の場合は、解消するのはわりと簡単らしい。単に「一緒にいる」経験を重ねるだけで良い[24]。これは「他者の痛み」に対する脳の反応を見た実験で、被験者は中国からオーストラリアにやってきた学生だった。移住してから6ヵ月にしかならない学生たちは、自分と同じ人種の人が痛み刺激を受けているときに前部帯状皮質が反応したが、自分と違う人種の人ではその反応が弱かった。すなわちその反応には「人種バイアス」があった。しかし、オーストラリアで5年間生活している学生たちには、このような「人種バイアス」が見られなかった。

　私たちは単に相手が物珍しいから排斥しているのかも知れない。触れ合えば触れ合うほどわかりあえる。コミュニケーションの断絶が問題になる今日だが、面倒なコミュニケーションテクニックは必要ない。できるだけ一緒にいよう。それだけで効果がある。

第8章 人とつきあう――社会

第4節 公平と正義

公平・不公平

　他者と資源を分かち合って生きている動物は、人間も含めて、資源が公平に分配されるかどうかに敏感である。
　たとえば、ケーキを切って2人で分けて食べることを考えよう。
　自分で切って、好きな方を自分で取って良いなら、私たちは大きく切った方を自分で取ってしまうだろう。しかし、そういうケースは少ない。私が切ったのなら、好きな方を選ぶ権利は相手にある。そうなると私は、平等に分配されるように、ちょうど真ん中で切る。
　こういう「公平か、不公平か」という問題は、人間の取引ということを考えたら重要な問題である。私たちは「公平でない」ことには敏感だ。それは高度に発達した大脳を必要とすることなのだろうか？
　実は、脳が小さくても社会性に富む動物であれば公平と不公平がわかる。
　マーモセットという小型のサル（図8.6）の前に2人の実験者が立ち、蒸しパン2切れとポテト2切れの食物片を4個使って2種類の場面を演じる。ひとつの場面では、2人がお互いに最初取った食物片を交換する（公平）。もうひとつの場面では2人のうちひとりが全部ひとり占めしてしまう（不公平）。
　その後に、実験者がマーモセットに食物片を渡す。公平な場面を見た後では、どちらの実験者からも同じように食べ物をもらうが、不公平な場面を見た後では、マーモセットは独り占めした実験者からは食べ物をもらおうとしないのである（図8.7）。面白いことに、不公平な場面で独り占めされた（損をした方の）実験者からは食べ物を多く受け取る。これはひょっとしたら「この人は自

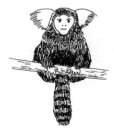

図8.6　コモンマーモセット

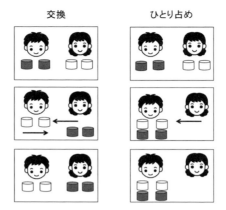

図8.7　交換とひとり占め（文献25に基づいて描く）

分では取らずにたくさんくれる人だ」と思っているのかも知れず、そうでないかも知れないが、ともかくマーモセットには「公平な分配だったか、そうでなかったか」がわかるらしい[25]。

公平・不公平を感じる脳

　人間は、自分が損をしたときに「公平ではない」という感覚を強く感じる。自分が得をしたときには、それほどの強い感覚は生じない。

　ある実験では、「袋詰め」や「データ入力」といった単純な仕事をしてもらい、報酬を払った。作業時間は30分か、60分か、90分で、「仕事量に応じて報酬がもらえるとは限りません」と言ってあった。この仕事には「相手」がいて、相手との作業時間は合計で120分になるようにしてあった。つまり、自分が30分働けば相手は90分働くのである。報酬も2人合計で1000ノルウェークローネ（だいたい14000円）になるようにしてあった。それを2人で0：1、1：3、2：2、3：1、1：0になるように分配した。

　こういういろいろな組み合わせで、報酬の分配を「とても良い」から「とても悪い」まで10段階で評価してもらったところ、相手より長く働いたのに自分の取り分が少なかったときには「とても悪い」という評定が多かった。ところが、相手より短く働いて自分の取り分が多いときには、その評定は「良くも悪くもない」という反応が多かったのである。つまり損得の感情は対称的ではない。自分が得をして相手が損をする分配を「悪い」とは思わないのだ。

「この分配は悪い」と感じたときには大脳基底核（線条体）の活動が盛んになっていた。この部位は報酬の予測に重要な役割を演じている。「私は損をした。こんなことは不公平だ」という気持ちは脳の深いところから起こってくる[26]。

損得感情

扁桃体も損得感情に関係がある。薬で感情をコントロールしてみた実験からそれがわかる。

図8.8のような「Ultimatum（最後通牒）」というゲームをする。

RPGのウルティマに名前は似ているが、あれとは違う。行動経済学でよく使われるゲームである。

2人が対戦し、報酬を分配する。たとえば10000円の報酬を2人で分けるとして、相手は「あなたに4000円あげます」と言う。これが「最後通牒」で、私はその通告を受け入れるかどうかを判断する。受け入れたらその言葉通りに（少ないが）お金がもらえる。だが断ることもできる。断ったら受け取り額は2人ともゼロである。つまり私としては、相手の言うとおりに損な条件をのむか、拒否するかを考えるのである。

もちろん、公平に5000円ずつ分けましょうというときもある。

このゲームをやる人にオキサゼパムという抗不安薬を飲んでもらう。そうすると、不公平な取引でも「受け入れる」率が増えた。

主観的には不公平であることはわかっている。

なのにこれはどういうことだろうか？

不公平な通告を拒絶すると、相手の取り分もなくなる。双方ゼロになるのだ

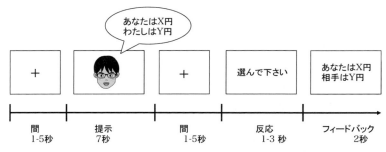

図8.8　Ultimatum（最後通牒）ゲーム（文献27に基づいて描く）

から、これは「相手にも損をさせてやれ」という意味で、攻撃行動の一種である。扁桃体はその攻撃性を制御しており、オキサゼパムはそれを抑制したらしい[27]。私たちは公平性が担保されていないときには攻撃的になるのだ。それでは救いがようにみえるが……。

許し

　ところが人間は不公平を「許す」ことができる。
　先の「最後通牒ゲーム」をやった後に、あなた自身が相手に「いくらあげるか？」を一方的に通告する立場になるゲームをする（図8.9）。すると、たいていの場合は「しっぺ返し」をする。つまり、自分の取り分が少なくなるように言われた後では、相手の取り分を少なくするように言うのである。
　しかし20人の被験者のうち12人はそうしなかった。不公平に扱われた後でも相手と公平に分配するように言ったのである。
　不公平に扱われたときに活動した部位は島皮質であった。大まかに言うと認知と感情を結ぶ部位と言えるだろう。
　だが、不公平を「許す」行動をしたときには背側前頭前野が活動していた。つまり、その行動には高次の認知機能が必要らしいのである[28]。扁桃体としては、本当はしっぺ返しをしたい。しかし、新皮質の理性の座がその気持ちを抑

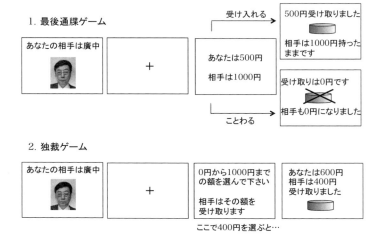

図8.9　しっぺ返しかそうでないか（文献28に基づいて描く）

える。

　理性とは、そういうときに役立つものである。常に扁桃体の言うことを聞いていたら、ホッブズが言ったような「万人の万人に対する闘争」状態が生まれてしまう。ホッブズは、その仁義なき闘いを制するためには強権的な国家権力が必要であると唱えた。だが、そうではない。「社会脳」を発達させてきた理性は、わきあがる損得感情を抑え、自分は損をしても他人にとって良い選択を「許す」。

公正と正義

　話を実社会の方にもう一歩進めよう。
　人間が進化してきた社会は、そもそもジレンマに満ちた社会だった。多くの同族が限られた資源をめぐって競合していた。ときに私たちは利己的でなければ生きていけなかった。だが、いつも利己的でも生きていけない。分かち合うことも必要だった。ときにケンカをし、ときに仲直りをした。こういった相互関係の中でだんだんと自己の利害感情を超えた社会的な道徳や正義に対する感性が生まれてきた。
　道徳について先駆的な神経科学の研究をしたのはジョシュア・グリーンという研究者である。グリーンは、
　①道徳に関係のないジレンマ（どこかへ行くのにバスで行くか電車で行くか？）、
　②道徳に関係あるが対人的ではないジレンマ（あなたが拾った財布にカネが入っていた。拾うか拾わないか？）、
　③道徳に関係する対人的なジレンマ（あなたを含めた大勢の人が乗ったボートがこのままでは沈む。助かるには誰かを水中に投げ込むほかはない。あの人を投げ込むかどうか？）
を60種類用意して答えてもらい、脳の活動を調べた[29]。
　そうすると、道徳的で対人的なジレンマに直面しているときにだけ活動する部位があった。それは内側前頭回、後帯状皮質、角回といった部位である。内側前頭回は実行機能にかかわると言われている。後帯状皮質は脳のいろいろな部位の連絡役として働いており、感情と記憶に関係がある。角回はさまざまな感覚を抽象的な次元で統合し、概念の成立に一役買っている。これらを総合して考えるのは難しいが、「自分らしさ」を演出している場所だと言ったら、あながち見当外れではないかも知れない。人間関係にかかわる道徳的なジレンマとは、理性か感情のどちらか一部が強く働けば解消できるというものではなさそ

うである。

正義と態度

　私たちは「一般的に考えるとき」と「自分自身が深くかかわるとき」とで態度が変わる。
　先のグリーンの論文にも出てくる「トロッコの問題」というのがある。
　工事現場のトロッコが制御できなくなり、暴走を始めた。このままでは線路の先にいる5人が跳ね飛ばされて死んでしまう。しかし、あなたのそばにはポイント（転轍機）がある。それを切り替えれば、切り替えた方には作業者がひとりいるだけだ。そのひとりは死んでしまうが、5人は救える。あなたは転轍機を切り替えるか？（図8.10左）[30]
　このときは多くの人が「切り替える」と答える。ひとりより5人というわけである。
　では、同じ構造の問題を少し変える。
　やはりトロッコが暴走を始めた。今度あなたは橋の上にいて、そばに大柄なA君がいる。A君を突き落してトロッコに当てれば、A君は死ぬが5人は助かる。ただし、あなた自身が飛び降りても、あなたは軽いので役に立たないとする（図8.10右）。このときはどうするか？
　多くの人が「5人を犠牲にする」と答えるのである。自分が隣人を突き落すのはイヤなのだ。
　たとえて言えば、戦場を遠くから見ている政治家は、多少兵士が死んでも構わないと思うだろう。しかし戦地で実際に敵を殺さなければならない人はそう

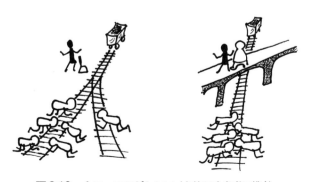

図8.10　トロッコのジレンマ（文献30を参考に描く）

思わない。日々「これで良いのか？」と悩むはずである。

　グリーンによれば、「ひとりよりも5人」の場合には背外側前頭前皮質が活発に活動し、損得を冷静に計算したことが伺える。それに対して「自分の隣にいる人を突き落とすのはイヤだ」と判断するときには、前頭皮質の内側部が活発に活動する[29]。ここは扁桃体とも連絡があり、感情との関係が強い。「直近の人を殺したくない」という気持ちは冷静な理性からではなく、感情の叫びなのである。

道徳と意図

　ところで、橋の上からA君を突き落としたら、殺人罪になるだろうか？

　この場合はトロッコの人を助ける意図はあったが、A君を殺そうという意図はなかったと認められるのではないか？

　道徳判断ではしばしば「意図」が問題にされる。

　何か不祥事があってお詫びをする場面をこの頃よく見る。「結果的にご迷惑をおかけしてしまったことをお詫びします」と言うのを聞くことが多い。それは「そういう意図ではございませんでしたが、結果としてこうなってしまいました」と聞こえる。実に歯切れの悪い言い訳だと思う。

　「これは詐欺だ」と思っても詐欺罪が成立するには、あなたをだまそうとする意図があったことを証明しなければならないので、成立がなかなか難しいという話も聞く。

　この頃の神経科学では脳を操作して「意図」を変える試みも行われている。この場合の脳部位は「側頭頭頂接合部」というところで（図8.11）、自分が他人の視点に立てるかどうか（心の理論という）に関連がある。

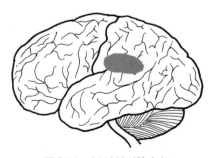

図8.11　側頭頭頂接合部

		結果	
		良い	悪い
意図	良い	グレースはその粉が砂糖だと思っていた。それは砂糖だった。友人は何ともなかった。	グレースはその粉が砂糖だと思っていた。それは毒だった。友人は死んだ。
	悪い	グレースはその粉が毒だと思っていた。それは砂糖だった。友人は何ともなかった。	グレースはその粉が毒だと思っていた。それは毒だった。友人は死んだ。

図8.12　意図と結果（文献31に基づいて描く）

ここを強い磁気で短時間刺激し、その活動を低下させると、道徳心が低下するのである[31]。

この実験では「意図」と「結果」を操作した4種類の文章を読んでもらった（図8.12）。

「意図が中性で結果が良い文」とは、「グレースはその粉が砂糖だと思った。それは砂糖だった。それを食べた友人の具合は何ともなかった」というものだ。

「意図が中性で結果が悪い文」は、「グレースはその粉が砂糖だと思った。実はそれは毒だった。それを食べた友人は死んだ」というもの。悪意はなかったわけである。

「意図が悪くて結果が悪い文」は「グレースはその粉が毒だと思った。それはその通り毒だった。それを食べた友人は死んだ」というもの。この場合グレースは殺意を持っていたことになる。

「意図が悪くて結果が良い文」は、グレースは毒だと思っていたが実は砂糖で、友人は何ともなかった場合である。

磁気刺激を使って右の側頭頭頂接合部の活動を低下させると、被験者たちは意図に無関心になり、悪意を持って毒を飲ませた行動も「許される」と思うようになった。他人の意図を察知する力はどこかで「心の理論」とも関係があるようだ。

公共性

本来は利己的な「公平・不公平」に対する感情も「心の理論」を働かせて他者の視点から眺めることができれば、ここに公共的な道徳感や正義感が生まれ

第8章　人とつきあう──社会

る。

　近年の研究では、それができるようになったことが人間の社会を進化させたカギだろうという。

　なぜ私たちはときに自分を犠牲にしてまで他者を助けるのだろうか？

　進化生物学には「包括適応度」という概念がある。

　サルの群れには「見張り役」がいる。この「見張り役」は敵から見つかりやすい。もし肉食獣に襲われたら犠牲になってしまうだろう。利己的に考えたら、こういう役がいることは理解しにくい。しかし、「見張り役」は危機が迫ったときに警告を発する。それによって仲間は逃げることができる。一人は犠牲になっても全体は助かる。そうすると血縁者が残せる子孫の数は増える。これが「包括適応度」である。包括適応度は単なる概念ではなく、数値として理論的に計算できる。

　しかし、包括適応度の考えだけでは、血縁関係のない人を助ける動機を説明するのは難しい。

　社会心理学には、「良いことをすれば報われる」という考えもある（返報性という）。「しっぺ返し」の反対である。それで、誰かから良いことをしてもらえれば、自分もそれにお返しをしようという気持ちが生まれ、他人のためになる行動をする。ただし、返報性の原理が成り立つのは小さな集団に限られる。

　公正や正義の観念は、もう少し次元の高いもののように思われる。

　その観念が育つには、第三者の視点が必要である。自分の利害を超えて「あなたは（私にではなく）あの人に悪いことをしたからあなたを罰する」ということができなければならない。そこに自分の利害感情を超えた公共性の芽生えがある。それが人間社会を進化させたという考えがある[32]。社会学者の大澤真幸さんは、もっと難しく「第三者の審級」という言葉を使う。「審級」とは、高次の立場から判断をする裁判制度のことである。自分だけの利害感情を超えて、自分の家族や縁者だけの利害感情も超えて、自分の所属する集団だけの利害感情も超えて、見返りを期待せずに、高い立場から人間のやることを眺める。それは実に難しいことである。知識がたくさんあるからといってできることではない。肩書が高いからといってできることでもない。だが、人間の脳にはその力が組み込まれている。その力を信じて今日も生きよう。

　さて、現在のところ、このあたりが社会性の神経科学の最前線である。ただし、ここでは省略したが、精神・神経疾患を対象にした研究は破竹の勢いで進んでいる。やがてこうした「病気」からも人間の「心」の世界が照らされるようになるだろう。そのあかつきには、心の病気は悪いことではなく、誰もが

持っている心の働きのある部分が拡大されたものだとわかるだろう。私は少し多動で、少し自閉で、少し反社会的である。あなたにもそういうところはないか？　それはあっても良いのだ。生物は多様で、人間の行動にもさまざまなバリエーションがある。どれが「良い」、どれが「良くない」ということを簡単に言うことはできない。すべての形質にはそれなりの存在意義がある。科学の目を持ったからには、「問題な」形質の持つ意味を冷静に考えてみることができるだろう。

体の病気や「障害」もそのように考えることができる。たとえば、「足が不自由」というのは、足の力が欠けているのではなく、足ではない部分の力が拡大されているのだ。そうではないだろうか？　その人々のために働くのは、誰のためでもない。公共のためである。あなたが今日も真摯に医療の仕事をすれば、人間の社会が少しずつ、70億の成員全体にとって良い方向に変わっていく。私はそう思う。

引用文献

1) Dunbar RIM：The social brain hypothesis. Evol Antholopol 6：178-190, 1998.
2) Kennedy DP, Gläscher J, Tyszka JM, Adolphs R：Personal space regulation by the human amygdala. Nat Neurosci 12：1226-1227, 2009.
3) Holt DJ, Cassidy BS, Yue X, Rauch SL, Boeke EA, Nasr S, Tootell RB, Coombs G 3rd：Neural correlates of personal space intrusion. J Neurosci 34：4123-4134, 2014.
4) Czoty PW, Gould RW, Nader MA：Relationship between social rank and cortisol and testosterone concentrations in male cynomolgus monkeys (Macaca fascicularis). J Neuroendocrinol 21：68-76, 2009.
5) Martinez D, Orlowska D, Narendran R, Slifstein M, Liu F, Kumar D, Broft A, Van Heertum R, Kleber HD：Dopamine type 2/3 receptor availability in the striatum and social status in human volunteers. Biol Psychiatry 67：275-278, 2010.
6) Boksem MA, Kostermans E, Milivojevic B, De Cremer D：Social status determines how we monitor and evaluate our performance. Soc Cogn Affect Neurosci 7：304-313, 2012.
7) Liew SL, Ma Y, Han S, Aziz-Zadeh L：Who's afraid of the boss：cultural differences in social hierarchies modulate self-face recognition in Chinese and Americans. PLoS One 6：e16901, 2011.
8) Gonzalez-Liencres C, Juckel G, Tas C, Friebe A, Brüne M：Emotional contagion in mice: the role of familiarity. Behav Brain Res 263：16-21, 2014.
9) Nakashima SF, Ukezono M, Nishida H, Sudo R, Takano Y：Receiving of emotional signal of pain from conspecifics in laboratory rats. Royal Soc Open Science, rsos. 140381, 2015.

10) Sander K, Frome Y, Scheich H : FMRI activations of amygdala, cingulate cortex, and auditory cortex by infant laughing and crying. Hum Brain Mapp 28 : 1007-1022, 2007.
11) Corradi-Dell'Acqua C, Hofstetter C, Vuilleumier P : Felt and seen pain evoke the same local patterns of cortical activity in insular and cingulate cortex. J Neurosci 31 : 17996-18006, 2011.
12) Nagaoka C, Yoshikawa S, Kuwabara T, Oyama Y, Watabe M, Hatanaka C, Komori M : A comparison of experienced counsellors, novice counsellors and non-counsellors in memory of client-presented information during therapeutic interviews. Psychologia : An International Journal of Psychological Sciences 56 : 154-165, 2013.
13) Young LJ, Wang Z, Insel TR : Neuroendocrine bases of monogamy. Trends Neurosci 21 : 71-75, 1998.
14) Cowley KC : Psychogenic and pharmacologic induction of the let-down reflex can facilitate breastfeeding by tetraplegic women : a report of 3 cases. Arch Phys Med Rehabili 86 : 1261-1264, 2005.
15) Anagnostou E, Soorya L, Chaplin W, Bartz J, Halpern D, Wasserman S, Wang AT, Pepa L, Tanel N, Kushki A, Hollander E : Intranasal oxytocin versus placebo in the treatment of adults with autism spectrum disorders : a randomized controlled trial. Mol Autism 3 : 16, 2012.
16) Insel TR, O'Brien DJ, Leckman JF : Oxytocin, vasopressin, and autism : is there a connection? Biol Psychiatry 45 : 145-157, 1999.
17) Insel TR : The challenge of translation in social neuroscience : a review of oxytocin, vasopressin, and affiliative behavior. Neuron 65 : 768-779, 2010.
18) Cyberball のページ (https://cyberball.wikispaces.com)
19) Eisenberger NI, Lieberman MD, Williams KD : Does rejection hurt? An FMRI study of social exclusion. Science 302 : 290-292, 2003.
20) Krill A, Platek SM : In-group and out-group membership mediates anterior cingulate activation to social exclusion. Front Evol Neurosci 1 : 1, 2009.
21) Platek SM, Krill AL, Wilson B : Implicit trustworthiness ratings of self-resembling faces activate brain centers involved in reward. Neuropsychologia 47 : 289-293, 2009.
22) Hermes GL, Delgado B, Tretiakova M, Cavigelli SA, Krausz T, Conzen SD, McClintock MK : Social isolation dysregulates endocrine and behavioral stress while increasing malignant burden of spontaneous mammary tumors. Proc Natl Acad Sci USA 106 : 22393-22398, 2009.
23) Yang YC, Boen C, Gerken K, Li T, Schorpp K, Harris KM : Social relationships and physiological determinants of longevity across the human life span. Proc Natl Acad Sci USA 113 : 578-583, 2016.
24) Cao Y, Contreras-Huerta LS, McFadyen J, Cunnington R : Racial bias in neural response to others' pain is reduced with other-race contact. Cortex 4.pii : S0010-

9452(15)00067-2, 2015.
25) Kawai N, Yasue M, Banno T, Ichinohe N：Marmoset monkeys evaluate third-party reciprocity. Biol Lett 10：20140058, 2014.
26) Cappelen AW, Eichele T, Hugdahl K, Specht K, Sørensen EØ, Tungodden B：Equity theory and fair inequality：a neuroeconomic study. Proc Natl Acad Sci USA 111：15368-15372, 2014.
27) Gospic K, Mohlin E, Fransson P, Petrovic P, Johannesson M, Ingvar M：Limbic justice--amygdala involvement in immediate rejection in the Ultimatum Game. PLoS Biol 9：e1001054, 2011.
28) Brüne M, Juckel G, Enzi B："An eye for an eye"? Neural correlates of retribution and forgiveness. PLoS One 8：e73519, 2013.
29) Greene JD, Sommerville RB, Nystrom LE, Darley JM, Cohen JD：An fMRI investigation of emotional engagement in moral judgment. Science 293：2105-2108, 2001.
30) コロラド大学(http://rintintin.colorado.edu/~vancecd/phil3160/Greene.pdf)
31) Young L, Camprodon JA, Hauser M, Pascual-Leone A, Saxe R：Disruption of the right temporoparietal junction with transcranial magnetic stimulation reduces the role of beliefs in moral judgments. Proc Natl Acad Sci USA 107：6753-6758, 2010.
32) Buckholtz JW, Marois R：The roots of modern justice：cognitive and neural foundations of social norms and their enforcement. Nat Neurosci 15：655-661, 2012.

参考文献
・池上和子・遠藤由美：グラフィック社会心理学．サイエンス社，2009.
・藤井直敬：ソーシャルブレインズ入門－「社会脳」って何だろう．講談社現代新書，2010.
・岡ノ谷一夫：「つながり」の進化生物学．朝日出版社，2012.

あとがき

　毎年6月になると金沢から案内状が送られてきた。

　金沢大学の関　昌家先生が主催される「作業療法関連科学研究会」の案内状だった。

　この研究会は、関先生の教えを受けて全国で活躍している作業療法士たちが、日頃の臨床活動の合間をぬって蓄積した貴重な研究データを発表する会であったが、それに先立って世界的な研究者を招いて特別講演が行われた。ヒトゲノムの話から神経細胞内のモータータンパクの話、チンパンジーの飼育から実験考古学まで、私が参加したわずか数年の間にも知的な饗宴にふさわしい豪華で貴重な勉強の機会があった。私ひとりで参加するのはもったいないので、私は「この人なら」と思う学生を誘った。その学生たちは若い作業療法士の間にもすぐに溶け込み、楽しい日々を過ごした。特別講演の講師もさすがに大家である。学生の質問にも丁寧に答えてくれた。

　私が関先生と初めてお目にかかったのは、先生が作業療法の織り物づくり（段通という）を自動的に記録する装置を開発されたのがきっかけだった。私が懇意にしていた実験機器メーカー（小原医科産業）の小原喜一氏が開発にかかわったので、私はその試運転を兼ねたお披露目に金沢に赴いたのだった。この段通で見つかった知見をもとに、先生はラットを使った動物実験に進出された。

　考えてみれば関先生は不思議な人であった。

　学歴や称号にはこだわらない。作業療法家として一家をなしたが、精神医学の深い知識を求めて臺　弘、秋元波留夫、融　道男といった大家の懐に徒手空拳で飛び込み、そして愛された。ドーパミンの行動薬理の大御所であるデンマークのアクセル・ランドラップ教授とも親しかった。関先生の学問は、ご自分の専門である統合失調症の作業療法を脳や分子のレベルまで突き詰めていく縦糸と、「人間が手を使って作業する」ことの意味を進化から文明に至る幅広い視野でとらえる横糸に支えられていた。その綾織りを包むのが先生の飾り気のない人柄であった。私のようなものにも「クレペリンの本の中にこんな写真が出てるんだけどさあ」と、いきなり気楽に話しかけられた。

　要するに関先生は知的な美食家であった。知的に美食家であるにとどまらず、本当の美食家でもあった。金沢を訪れるたびに私は加賀の美味を味わうの

が楽しみだった。

　残念ながら関先生は2010年に他界されたので、私とのつきあいは10年足らずしか続かなかった。だが、その影響は長く残る。私のようなものでも一宿一飯の恩義というのは感じている。本書は私なりに関先生と金沢の思い出のため、先生のお弟子さんのため、またその後に続く人々のために書いたものである。ただし、読者の範囲は作業療法士以外にも広げた。

　本書が生まれたきっかけは、一緒に金沢にうかがっていた協同医書出版社の中村社長から、「作業療法士が現場で困っていることがあるのだが、何とか知恵を出してあげられるようなものができないだろうか」という話を受けたことである。それはもともと「作業療法関連科学研究会」のロビーで出た話だったかも知れないから、本ができあがるまでにかれこれ6年以上も費やしたことになる。

　そういうきっかけではあったが、私は「現場ですぐに役立つノウハウ集」のようなものにはしたくなかった。そういうものが書けないという事情もあるが、関先生が現場の方々にあれほど幅広い教養が必要と考えられていたことを思うと、このさい何か深く人間について考えてみるきっかけになるようなものが書きたかったからである。

　本書ができあがるまでには直接、間接にさまざまな人にお世話になったが、内容についての責任はすべて私にある。この本の中にはいろいろ他人に対する批判めいたことも書いてあるが、それはそっくり私自身にはね返ってくるものであることは承知している。私にはさまざまな欠点があり、弱みもあり、ずるさもある。繰り返しになるが、高いところからものを言っているわけではない。

　本来は多くの方々に謝辞を申し上げなければならないが、お名前をあげるとかえって迷惑かも知れないので、とくにお世話になった方々のみにとどめる。

　埼玉医科大学名誉教授（神経科学）の野村正彦先生は、日々の現場作業で疲れていた私を研究の世界に導いてくれた方である。面識のない私を研究生に採用してくださり、自由に実験することを許していただいた。面倒なことを相談に行くと、面倒であればあるほど「お安いご用です」と言われるのであった。私もそれを見習いたいと思っている。

　また、東京慈恵会医科大学教授（精神医学）の宮田久嗣先生にも御礼申し上げる。すぐれた臨床家であり、かつ世界的に知られる基礎研究者でもある先生

の生き方はとても真似できないが、遥かに仰ぎ見る手本にはなる。宮田先生を黒澤明とすると、本多猪四郎になりたいというのが私の願いである。

　私に行動薬理学をすり込んでくださったのは群馬大学名誉教授（薬理学）の故 田所作太郎先生である。田所先生は「専門など関係ない。誰でも来い」と入門者を励ましてくれた。

　こういう偉い方々ばかりではなく、私は多くの若い同僚にもお世話になっている。数が多いのでいちいちリストできないが、言語聴覚士の木村奈々子さんには、本書の聴覚のところの草稿を読んでもらったので、ここで御礼申し上げる。

　中村三夫社長は本書の編集も担当してくださった。「私の仕事は待つことですか？」と何度か言われたと思うが、その通りにたいへんお待たせした。最後になったがお詫びと御礼を申し上げたい。

平成28年7月
廣中直行

索 引

【ア】

愛 193
アクセル、リチャード 85
アダムス、ジャック 135
アフォーダンス理論 137
甘え 193
アマクリン細胞 73
雨乞い三た論法 128
アルツハイマー、アロイス 60
アルツハイマー病 60
イオンチャネル 63
　　　──型受容体 64
怒り 187
池谷裕二 160
一次運動野 105
一次視覚野 75
意味のネットワーク 168
イヤーバー 58
意欲 207
インセル、トーマス 225
インターバル法 30
ウィーゼル、トーステン 77
ウィトマー、ライトナー 21
ウェルニッケ、カール 60
ウェルニッケ野 59
羨み 193
ヴント、ウィルヘルム 23
運動学習 129
　　　──段階 130
運動性失語 60
運動前野 105, 106, 131
エヴァーツ、エドワード 62
エヴァンス、ディラン 193
エージェント 40
エクマン、ポール 187
エソロジー 48
エックレス、ジョン 62
エビングハウス、ヘルマン 143
演繹 175
延髄 65

エンベロープ 82
オールズ、ジェームズ 203
岡田大介 159
岡ノ谷一夫 164
オキシトシン 225
怖れ 187
驚き 187
おばあさん細胞 80
オプシン 87
オペラント 37
オペラント条件づけ 114
　　　──の実践例 124
　　　──の問題点 115
　　　──の利点 116

【カ】

カーネマン、ダニエル 180
回顧的再評価 129
外集団 229
回想法 199
外側膝状体 77
快と不快 191
海馬 154
外有毛細胞 82
顔細胞 80
下オリーブ核 110
科学の目 9
鏡の実験 107
蝸牛 81
　　　──核 83
覚醒度 190
獲得 36
確率 180
下前頭回 176
下側頭回 78
価値判断 190
葛藤 190
悲しみ 187
顆粒細胞 110
感覚 71
　　　──器官 32

　　　──性失語 60
　　　──貯蔵庫 149
感情 186
　　　──の二要因説 197
基本── 187
桿体 87
間脳 65
眼胞 72
記憶 142
　　　──の体制化 152
　　　──の多段階貯蔵モデル 149
　　　──の分類 157
　　　──力 160
意味── 156
エピソード── 156
作業── 153
参照── 153
宣言的── 156
帰納 176
ギャンブラーの錯誤 182
嗅球 84
　　　──受容体 85
副── 96
強化 36, 118
橋核 109
驚愕反射 94
強化子 118
強化スケジュール 120
共感 223, 224
教師あり学習 109
教師信号 134
橋網様体 94
拒絶 187
空間座標系 113
グーフィー 96
クオリア 80
グッデン、ベルンハルト・フォン 58
グリーン、ジュリアン 235
経験の知 11
Kライン 40

ケーラー、ウォルフガング　25
結果による選択　38
結果の知識　133
嫌悪　187
言語　162
　　——共同体　172
　　——行動　172
　　——の特徴　167
　　——爆発　170
現場の知　8
交感神経系　54
交換とひとり占め　232
公共性　238
抗原抗体反応　56
公正と正義　235
行動観察　29
　　——で気をつけること　31
行動経済学　180
行動主義　26
行動の可塑性　35
公平と不公平　231
合理と不合理　180
ゴールドシュタイン、ゴールド　60
心の科学　7
心の理論　237
個性　91
「こ・そ・あ・ど」の世界　25
固定時間　126
鼓膜　81
コラム構造　77
孤立　228
孤立項効果　161

【サ】

サイトカイン　56
サイバーボール　227
酒井邦嘉　170
錯覚　34
サラモーン、ジョン　208
サリヴァン、ハリー　19
サルトル、ジャン=ポール　19
サンプルサイズの錯誤　176
ジェームズ、ウィリアム　194
ジェームズ=ランゲ説　194

時隔スケジュール　120
　　固定——　122
　　変動——　123
視覚伝導路　76
時間説　83
色覚　87
　　——異常　87
視交叉　75
試行錯誤　37
　　——学習　38, 111
自己身体座標系　113
視細胞　73
事実　11
視床　65, 109
　　——下部　65, 202
　　——下垂体−副腎系　55
事象記録　30
耳小骨　82
自助グループ　116
失語症　169
シナプス　56
　　——後神経　64
　　——間隙　63
　　——小胞　64
　　——前神経　64
　　——タグ　159
下村脩一　158
社会生物学　49
社会脳　216
シャクターとシンガーの実験　197
弱化　118
　　——子　118
自由意思　66
終脳　65
シュプランガー、エドゥアルト　18
シュミット、リチャード　136
受容　187
受容野　74
順位　219
循環論法　13
消去　37
条件刺激　36
条件反応　36
情動伝染　224

小脳　65, 108
　　——核細胞　110
初頭効果　161
鋤鼻器　96
自律神経系　54
進化論　46
新奇性　98
神経幹細胞　64
神経細胞　63
神経終末　63
神経心理学　60
神経精神分析学　19
神経節細胞　73
神経伝達物質　56, 63
実験心理学の教室　23
心身二元論　51
シンボル操作　164
心理学　17
　　学習——　103
　　ゲシュタルト——　24
　　進化——　49
　　生物学的な——　25
　　人間的な——　18
　　認知の——　22
　　臨床——　20
心理クリニック　21
親和性　98
推移律　164
随意運動　104
遂行の知識　133
水晶体　72
錐体　87
　　——路　105
随伴性　126
　　——テーブル　127
水平細胞　73
推論　176
スキーマ理論　136
好き嫌い　91
スキナー、バラス　26, 35
スクワイア、ラリー　156
ストレス　54
　　——学説　55
　　——反応　55
ストレッサー　55
正義と態度　236

精神生理学　52
精神物理学　25
精神分析　19
精神薬理学　27
生得的解発機構　48
脊髄　65
　──運動細胞　106
節約法　144
セリエ、ハンス　54
セロトニントランスポーター　90
線条体　111, 112
双極細胞　73
ソースモニタリング　146
ソーンダイク、エドワード　37
側坐核　93
側頭頭頂接合部　237
側方抑制　74
損得感情　233

【タ】

ダーウィン、チャールズ　45
苔状線維　109
大泉門　58
ダイナミカルシステム理論　137
大脳基底核　66, 111, 112
大脳機能局在論　59
大脳機能全体論　60
大脳－小脳ループ　109
大脳皮質　66
　──運動野　104
大脳辺縁系　66
タイムサンプリング　30
多義図形　88
タクト　172
多層ベースライン　125
脱制止　37
タルヴィング、エンデル　152
単純接触効果　96
淡蒼球　111
遅延反応　153
知覚交替　88
チャンク　150
中脳　65

　──黒質　111
中脳－辺縁系ドーパミンシステム　204
聴覚皮質　94
長期増強　154
長期抑圧　110
腸内細菌　57
腸内フローラ　57
直接記憶範囲　149
チョムスキー、ノーム　170
筒井健一郎　177
罪　193
吊り橋の実験　198
デイトップ・ロッジ　117
テタヌス刺激　154
動機　201
同情　224
登上線維　110
淘汰　45
道徳と意図　237
動物実験　50
動物精気　27
動物の行動　45
当惑　193
トークンエコノミー　119
ドーパミン　111
　──神経系　205, 207
トールマン、エドワード　26
どこ(Where)経路　79
トップダウン　196
利根川進　157
トノトピー　84
トランスポーター　64
トロッコのジレンマ　236

【ナ】

内耳　81
内集団　229
内部モデル　131, 133
内有毛細胞　82
仲間はずれゲーム　227
なに(What)経路　78
なわばり　216
匂い　86, 95
二重盲検　128

認知科学　25
ネコの問題箱　37
妬み　193
ネッカーの立方体　89
脳　64
脳幹　65
脳地図　58
脳内自己刺激行動　204
脳波　62

【ハ】

パーキンソン病　112
パーソナルスペース　218
パーソンズ、タルコット　203
バートレット、フレデリック　145
倍音　82
排斥　223, 226
背側経路　79
ハイ・ロード　209
パキノシス、ジョージ　59
ハクスリー、アンドリュー　62
恥　193
場所学習　113
場所説　82
バック、リンダ　85
バッドレー、アラン　152
ハノイの塔　179
パブロフ、イワン　26, 52
ハル、クラーク　26
反応学習　113
ヒッツィヒ、エドゥアルト　104
ヒューゼル、デビット　77
表情　89
比率スケジュール　120
　固定──　121
　変動──　122
ビンスワンガー、ルードヴィヒ　19
フィードバック　133
フィールドワーク　31
フーコー、ミシェル　19
フーリエ、ジャン・バティスト・ジョゼフ　82

フーリエ解析　82
フェロモン　96
腹側経路　78
腹側被蓋野　93
　——ニューロン　206
部分報告法　148
プライド　193
プライミング　157
　閾値下の——　195
プラセボ効果　56
プラセボ対照　128
フランクル、ヴィクトール　19
フリッチュ、グスタフ　104
プルキンエ細胞　110
プルチック、ロバート　189
ブレイン・マシン・インターフェイス　105
ブレグマ　58
プレスチン　83
フロイト、ジークムント　19
ブローカ、ポール　59
ブローカ野　59
フロム、エーリッヒ　19
閉回路理論　135
ベケーシ、ジョゼフ・フォン　82
ペッキング・オーダー　219
ヘッブ、ドナルド　203
ベリッジ、ケント　188
ベルガー、ハンス　62
ベルタランフィ、ルートヴィヒ・フォン　115
扁桃体　94, 210
ペンフィールド、ワイルダー　105
包括適応度　239
忘却曲線　144

報酬系　93, 203
　——ニューロン　206
方法　12
ホジキン、アラン　62
補足運動野　105, 108, 131
ボトムアップ　194
ホムンクルス　105
ホメオスタシス　202
ホメオボックス　81

【マ】

マウンティング　220
マズロー、アブラハム　19
松沢哲郎　163
丸暗記　145
マンド　172
三木清　171
ミラー、ジョージ　149
ミラーニューロン　107
ミンスキー、マービン　40
ムード誘導　199
無条件刺激　36
無条件反応　36
迷信行動　126
メルロ=ポンティ、モーリス　19
免疫　56
網膜　73
モジュール構造　106
Morrisの水迷路　158
問題解決　178

【ヤ】

ヤスパース、カール　19
許し　234

ユング、カール・グスタフ　19
予告　205
欲求　201
回避欲求　208
接近欲求　203
欲求と恒常性　202
喜び　187

【ラ】

ラカン、ジャック　19
ラシュレイ、カール　26, 147
ラムダ　59
ランゲ、カール　194
リーダーシップ　221
理屈は後づけ　40
リゾラッティ・ジャコモ　107
リトルブレイン　56
リベット、ベンジャミン　39
臨床心理士　20
累積反応記録器　121
ルドゥ、ジョゼフ　209
レヴィーン、クルト　25
レキシグラム　163
レスポンデント　36
レチナール　73
レミニッセンス　132
ロウ・ロード　209
ロジャース、カール　19
ロフタス、エリザベート　146
論理　13

【ワ】

ワーキングメモリ　153
渡辺茂　175
ワトソン、ジョン　26

廣中 直行（ひろなか なおゆき）

㈳マーケティング共創協会研究主幹、㈱LSIメディエンス薬理研究部嘱託研究員。

1956年山口県生まれ。東京大学文学部心理学科卒業。同大学大学院人文科学研究科（現在は人文社会科学研究科）博士課程心理学専攻単位取得退学。博士（医学）。

㈶実験動物中央研究所 附属前臨床医学研究所 精神薬理部 主任研究員、理化学研究所脳科学総合研究センター 情動機構研究チーム研究員、専修大学文学部心理学科教授、科学技術振興機構ERATO下條潜在脳機能プロジェクト 嗜癖行動研究グループ グループリーダー、NTTコミュニケーション科学基礎研究所 リサーチスペシャリスト等を経て現職。

㈳日本薬理学会、日本神経精神薬理学会、日本アルコール・アディクション医学会評議員、日本薬学会、日本病跡学会会員、㈶成長科学協会 心の発達専門委員、マイクロダイアリシス研究会会長。

主な著書：人はなぜハマるのか（岩波科学ライブラリー）、快楽の脳科学（NHKブックス）、心理学へのスタディガイド（世界思想社）、心に効く薬の正体（ベスト新書）、依存症のすべて（講談社）。

医療スタッフのための**心の生物学入門**

2016年8月12日　初版第1刷発行
定価はカバーに表示

著者	廣中直行 ⓒ
発行者	中村三夫
印刷	横山印刷株式会社
製本	永瀬製本所
DTP	Kyodo-isho DTP Station
発行所	株式会社協同医書出版社

〒113-0033　東京都文京区本郷3-21-10
電話 03-3818-2361　ファックス 03-3818-2368
郵便振替 00160-1-148631
http://www.kyodo-isho.co.jp/　E-mail：kyodo-ed@fd5.so-net.ne.jp
ISBN 978-4-7639-1081-3

JCOPY 〈（社）出版者著作権管理機構 委託出版物〉

本書の無断複写は著作権法上での例外を除き禁じられています．複写される場合は，そのつど事前に，（社）出版者著作権管理機構（電話 03-3513-6969，FAX 03-3513-6979，e-mail: info@jcopy.or.jp）の許諾を得てください．
本書を無断で複製する行為（コピー，スキャン，デジタルデータ化など）は，「私的使用のための複製」など著作権法上の限られた例外を除き禁じられています．大学，病院，企業などにおいて，業務上使用する目的（診療，研究活動を含む）で上記の行為を行うことは，その使用範囲が内部的であっても，私的使用には該当せず，違法です．また私的使用に該当する場合であっても，代行業者等の第三者に依頼して上記の行為を行うことは違法となります．